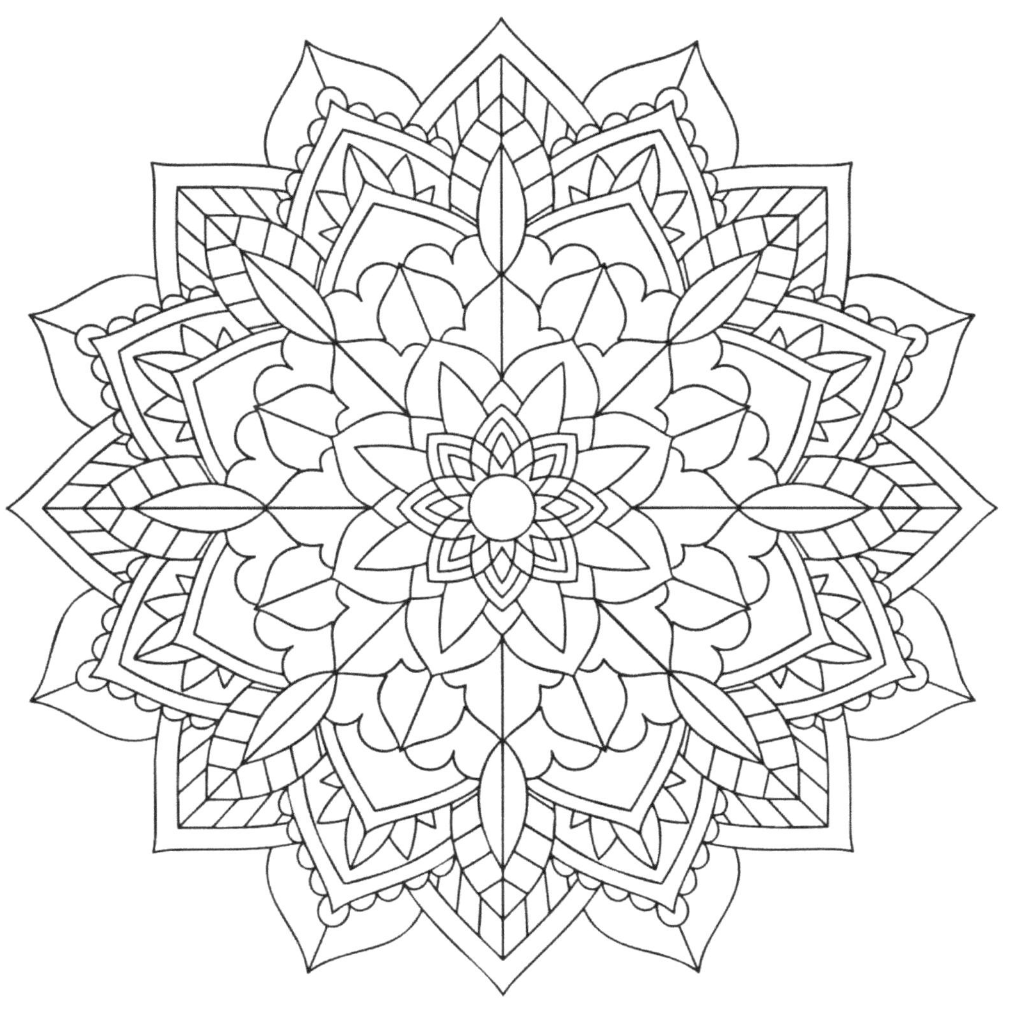

PAR VIA MEDICA

Nom :………………   Semaine du ………………… au …………………

	Au réveil	Insuline	Après pdj	Avant déjeuner	Insuline	Après déjeuner	Avant diner	Insuline	Après diner	Au coucher	Insuline
LUNDI											
MARDI											
MERCREDI											
JEUDI											
VENDREDI											
SAMEDI											
DIMANCHE											

Nom :..................   Semaine du .... au ....

	Au réveil	Insuline	Après pdj	Avant déjeuner	Insuline	Après déjeuner	Avant diner	Insuline	Après diner	Au coucher	Insuline
LUNDI											
MARDI											
MERCREDI											
JEUDI											
VENDREDI											
SAMEDI											
DIMANCHE											

Nom :........................   Semaine du .... au ....

	Au réveil	Insuline	Après pdj	Avant déjeuner	Insuline	Après déjeuner	Avant diner	Insuline	Après diner	Au coucher	Insuline
LUNDI											
MARDI											
MERCREDI											
JEUDI											
VENDREDI											
SAMEDI											
DIMANCHE											

Nom :..................... Semaine du .... au ....

	Au réveil	Insuline	Après pdj	Avant déjeuner	Insuline	Après déjeuner	Avant diner	Insuline	Après diner	Au coucher	Insuline
LUNDI											
MARDI											
MERCREDI											
JEUDI											
VENDREDI											
SAMEDI											
DIMANCHE											

Nom : ....   Semaine du .... au ....

	Au réveil	Insuline	Après pdj	Avant déjeuner	Insuline	Après déjeuner	Avant diner	Insuline	Après diner	Au coucher	Insuline
LUNDI											
MARDI											
MERCREDI											
JEUDI											
VENDREDI											
SAMEDI											
DIMANCHE											

Nom :................... Semaine du .... au ....

	Au réveil	Insuline	Après pdj	Avant déjeuner	Insuline	Après déjeuner	Avant diner	Insuline	Après diner	Au coucher	Insuline
LUNDI											
MARDI											
MERCREDI											
JEUDI											
VENDREDI											
SAMEDI											
DIMANCHE											

Nom :................. Semaine du .... au ....

	Au réveil	Insuline	Après pdj	Avant déjeuner	Insuline	Après déjeuner	Avant diner	Insuline	Après diner	Au coucher	Insuline
LUNDI											
MARDI											
MERCREDI											
JEUDI											
VENDREDI											
SAMEDI											
DIMANCHE											

Nom : ....   Semaine du .... au ....

	Au réveil	Insuline	Après pdj	Avant déjeuner	Insuline	Après déjeuner	Avant diner	Insuline	Après diner	Au coucher	Insuline
LUNDI											
MARDI											
MERCREDI											
JEUDI											
VENDREDI											
SAMEDI											
DIMANCHE											

Nom :..................... Semaine du .... au ....

	Au réveil	Insuline	Après pdj	Avant déjeuner	Insuline	Après déjeuner	Avant diner	Insuline	Après diner	Au coucher	Insuline
LUNDI											
MARDI											
MERCREDI											
JEUDI											
VENDREDI											
SAMEDI											
DIMANCHE											

Nom :.................... Semaine du .... au ....

	Au réveil	Insuline	Après pdj	Avant déjeuner	Insuline	Après déjeuner	Avant diner	Insuline	Après diner	Au coucher	Insuline
LUNDI											
MARDI											
MERCREDI											
JEUDI											
VENDREDI											
SAMEDI											
DIMANCHE											

Nom :................... Semaine du .... au ....

	Au réveil	Insuline	Après pdj	Avant déjeuner	Insuline	Après déjeuner	Avant diner	Insuline	Après diner	Au coucher	Insuline
LUNDI											
MARDI											
MERCREDI											
JEUDI											
VENDREDI											
SAMEDI											
DIMANCHE											

Nom :.................. Semaine du .... au ....

	Au réveil	Insuline	Après pdj	Avant déjeuner	Insuline	Après déjeuner	Avant diner	Insuline	Après diner	Au coucher	Insuline
LUNDI											
MARDI											
MERCREDI											
JEUDI											
VENDREDI											
SAMEDI											
DIMANCHE											

Nom : .... Semaine du .... au ....

	Au réveil	Insuline	Après pdj	Avant déjeuner	Insuline	Après déjeuner	Avant diner	Insuline	Après diner	Au coucher	Insuline
LUNDI											
MARDI											
MERCREDI											
JEUDI											
VENDREDI											
SAMEDI											
DIMANCHE											

Nom :.................... Semaine du .... au ....

	Au réveil	Insuline	Après pdj	Avant déjeuner	Insuline	Après déjeuner	Avant diner	Insuline	Après diner	Au coucher	Insuline
LUNDI											
MARDI											
MERCREDI											
JEUDI											
VENDREDI											
SAMEDI											
DIMANCHE											

Nom : ....   Semaine du .... au ....

	Au réveil	Insuline	Après pdj	Avant déjeuner	Insuline	Après déjeuner	Avant diner	Insuline	Après diner	Au coucher	Insuline
LUNDI											
MARDI											
MERCREDI											
JEUDI											
VENDREDI											
SAMEDI											
DIMANCHE											

Nom : ………………… Semaine du ………………… au …………………

	Au réveil	Insuline	Après pdj	Avant déjeuner	Insuline	Après déjeuner	Avant diner	Insuline	Après diner	Au coucher	Insuline
LUNDI											
MARDI											
MERCREDI											
JEUDI											
VENDREDI											
SAMEDI											
DIMANCHE											

Nom : .... Semaine du .... au ....

	Au réveil	Insuline	Après pdj	Avant déjeuner	Insuline	Après déjeuner	Avant diner	Insuline	Après diner	Au coucher	Insuline
LUNDI											
MARDI											
MERCREDI											
JEUDI											
VENDREDI											
SAMEDI											
DIMANCHE											

Nom :.................... Semaine du .... au ....

	Au réveil	Insuline	Après pdj	Avant déjeuner	Insuline	Après déjeuner	Avant diner	Insuline	Après diner	Au coucher	Insuline
LUNDI											
MARDI											
MERCREDI											
JEUDI											
VENDREDI											
SAMEDI											
DIMANCHE											

Nom :…………………   Semaine du ………………… au …………………

	Au réveil	Insuline	Après pdj	Avant déjeuner	Insuline	Après déjeuner	Avant diner	Insuline	Après diner	Au coucher	Insuline
LUNDI											
MARDI											
MERCREDI											
JEUDI											
VENDREDI											
SAMEDI											
DIMANCHE											

Nom :................... Semaine du .... au ....

	Au réveil	Insuline	Après pdj	Avant déjeuner	Insuline	Après déjeuner	Avant diner	Insuline	Après diner	Au coucher	Insuline
LUNDI											
MARDI											
MERCREDI											
JEUDI											
VENDREDI											
SAMEDI											
DIMANCHE											

Nom :................... Semaine du .... au ....

	Au réveil	Insuline	Après pdj	Avant déjeuner	Insuline	Après déjeuner	Avant diner	Insuline	Après diner	Au coucher	Insuline
LUNDI											
MARDI											
MERCREDI											
JEUDI											
VENDREDI											
SAMEDI											
DIMANCHE											

Nom :................... Semaine du .... au ....

	Au réveil	Insuline	Après pdj	Avant déjeuner	Insuline	Après déjeuner	Avant diner	Insuline	Après diner	Au coucher	Insuline
LUNDI											
MARDI											
MERCREDI											
JEUDI											
VENDREDI											
SAMEDI											
DIMANCHE											

Nom : .... Semaine du .... au ....

	Au réveil	Insuline	Après pdj	Avant déjeuner	Insuline	Après déjeuner	Avant diner	Insuline	Après diner	Au coucher	Insuline
LUNDI											
MARDI											
MERCREDI											
JEUDI											
VENDREDI											
SAMEDI											
DIMANCHE											

Nom :.................... Semaine du .... au ....

	Au réveil	Insuline	Après pdj	Avant déjeuner	Insuline	Après déjeuner	Avant diner	Insuline	Après diner	Au coucher	Insuline
LUNDI											
MARDI											
MERCREDI											
JEUDI											
VENDREDI											
SAMEDI											
DIMANCHE											

Nom :……………… Semaine du ……………… au ………………

	Au réveil	Insuline	Après pdj	Avant déjeuner	Insuline	Après déjeuner	Avant diner	Insuline	Après diner	Au coucher	Insuline
LUNDI											
MARDI											
MERCREDI											
JEUDI											
VENDREDI											
SAMEDI											
DIMANCHE											

Nom : ....   Semaine du .... au ....

	Au réveil	Insuline	Après pdj	Avant déjeuner	Insuline	Après déjeuner	Avant diner	Insuline	Après diner	Au coucher	Insuline
LUNDI											
MARDI											
MERCREDI											
JEUDI											
VENDREDI											
SAMEDI											
DIMANCHE											

Nom : .... Semaine du .... au ....

	Au réveil	Insuline	Après pdj	Avant déjeuner	Insuline	Après déjeuner	Avant diner	Insuline	Après diner	Au coucher	Insuline
LUNDI											
MARDI											
MERCREDI											
JEUDI											
VENDREDI											
SAMEDI											
DIMANCHE											

Nom : .... Semaine du .... au ....

	Au réveil	Insuline	Après pdj	Avant déjeuner	Insuline	Après déjeuner	Avant diner	Insuline	Après diner	Au coucher	Insuline
LUNDI											
MARDI											
MERCREDI											
JEUDI											
VENDREDI											
SAMEDI											
DIMANCHE											

Nom :................... Semaine du .... au ....

	Au réveil	Insuline	Après pdj	Avant déjeuner	Insuline	Après déjeuner	Avant diner	Insuline	Après diner	Au coucher	Insuline
LUNDI											
MARDI											
MERCREDI											
JEUDI											
VENDREDI											
SAMEDI											
DIMANCHE											

Nom : ....   Semaine du .... au ....

	Au réveil	Insuline	Après pdj	Avant déjeuner	Insuline	Après déjeuner	Avant diner	Insuline	Après diner	Au coucher	Insuline
LUNDI											
MARDI											
MERCREDI											
JEUDI											
VENDREDI											
SAMEDI											
DIMANCHE											

Nom :..................   Semaine du .... au ....

	Au réveil	Insuline	Après pdj	Avant déjeuner	Insuline	Après déjeuner	Avant diner	Insuline	Après diner	Au coucher	Insuline
LUNDI											
MARDI											
MERCREDI											
JEUDI											
VENDREDI											
SAMEDI											
DIMANCHE											

Nom :................. Semaine du .... au ....

	Au réveil	Insuline	Après pdj	Avant déjeuner	Insuline	Après déjeuner	Avant diner	Insuline	Après diner	Au coucher	Insuline
LUNDI											
MARDI											
MERCREDI											
JEUDI											
VENDREDI											
SAMEDI											
DIMANCHE											

Nom :....................   Semaine du .... au ....

	Au réveil	Insuline	Après pdj	Avant déjeuner	Insuline	Après déjeuner	Avant diner	Insuline	Après diner	Au coucher	Insuline
LUNDI											
MARDI											
MERCREDI											
JEUDI											
VENDREDI											
SAMEDI											
DIMANCHE											

Nom :................... Semaine du .... au ....

	Au réveil	Insuline	Après pdj	Avant déjeuner	Insuline	Après déjeuner	Avant diner	Insuline	Après diner	Au coucher	Insuline
LUNDI											
MARDI											
MERCREDI											
JEUDI											
VENDREDI											
SAMEDI											
DIMANCHE											

Nom : .... Semaine du .... au ....

	Au réveil	Insuline	Après pdj	Avant déjeuner	Insuline	Après déjeuner	Avant diner	Insuline	Après diner	Au coucher	Insuline
LUNDI											
MARDI											
MERCREDI											
JEUDI											
VENDREDI											
SAMEDI											
DIMANCHE											

Nom :………………… Semaine du ………………… au …………………

	Au réveil	Insuline	Après pdj	Avant déjeuner	Insuline	Après déjeuner	Avant diner	Insuline	Après diner	Au coucher	Insuline
LUNDI											
MARDI											
MERCREDI											
JEUDI											
VENDREDI											
SAMEDI											
DIMANCHE											

Nom :.................... Semaine du .... au ....

	Au réveil	Insuline	Après pdj	Avant déjeuner	Insuline	Après déjeuner	Avant diner	Insuline	Après diner	Au coucher	Insuline
LUNDI											
MARDI											
MERCREDI											
JEUDI											
VENDREDI											
SAMEDI											
DIMANCHE											

Nom :................... Semaine du .... au ....

	Au réveil	Insuline	Après pdj	Avant déjeuner	Insuline	Après déjeuner	Avant diner	Insuline	Après diner	Au coucher	Insuline
LUNDI											
MARDI											
MERCREDI											
JEUDI											
VENDREDI											
SAMEDI											
DIMANCHE											

Nom :………………… Semaine du ………………… au …………………

	Au réveil	Insuline	Après pdj	Avant déjeuner	Insuline	Après déjeuner	Avant diner	Insuline	Après diner	Au coucher	Insuline
LUNDI											
MARDI											
MERCREDI											
JEUDI											
VENDREDI											
SAMEDI											
DIMANCHE											

Nom : ....   Semaine du .... au ....

	Au réveil	Insuline	Après pdj	Avant déjeuner	Insuline	Après déjeuner	Avant diner	Insuline	Après diner	Au coucher	Insuline
LUNDI											
MARDI											
MERCREDI											
JEUDI											
VENDREDI											
SAMEDI											
DIMANCHE											

Nom : .... Semaine du .... au ....

	Au réveil	Insuline	Après pdj	Avant déjeuner	Insuline	Après déjeuner	Avant diner	Insuline	Après diner	Au coucher	Insuline
LUNDI											
MARDI											
MERCREDI											
JEUDI											
VENDREDI											
SAMEDI											
DIMANCHE											

Nom : .... Semaine du .... au ....

	Au réveil	Insuline	Après pdj	Avant déjeuner	Insuline	Après déjeuner	Avant diner	Insuline	Après diner	Au coucher	Insuline
LUNDI											
MARDI											
MERCREDI											
JEUDI											
VENDREDI											
SAMEDI											
DIMANCHE											

Nom :.................... Semaine du .... au ....

	Au réveil	Insuline	Après pdj	Avant déjeuner	Insuline	Après déjeuner	Avant dîner	Insuline	Après dîner	Au coucher	Insuline
LUNDI											
MARDI											
MERCREDI											
JEUDI											
VENDREDI											
SAMEDI											
DIMANCHE											

Nom : ....   Semaine du .... au ....

	Au réveil	Insuline	Après pdj	Avant déjeuner	Insuline	Après déjeuner	Avant diner	Insuline	Après diner	Au coucher	Insuline
LUNDI											
MARDI											
MERCREDI											
JEUDI											
VENDREDI											
SAMEDI											
DIMANCHE											

Nom :..................... Semaine du .... au ....

	Au réveil	Insuline	Après pdj	Avant déjeuner	Insuline	Après déjeuner	Avant diner	Insuline	Après diner	Au coucher	Insuline
LUNDI											
MARDI											
MERCREDI											
JEUDI											
VENDREDI											
SAMEDI											
DIMANCHE											

Nom : .... Semaine du .... au ....

	Au réveil	Insuline	Après pdj	Avant déjeuner	Insuline	Après déjeuner	Avant diner	Insuline	Après diner	Au coucher	Insuline
LUNDI											
MARDI											
MERCREDI											
JEUDI											
VENDREDI											
SAMEDI											
DIMANCHE											

Nom :................... Semaine du .... au ....

	Au réveil	Insuline	Après pdj	Avant déjeuner	Insuline	Après déjeuner	Avant diner	Insuline	Après diner	Au coucher	Insuline
LUNDI											
MARDI											
MERCREDI											
JEUDI											
VENDREDI											
SAMEDI											
DIMANCHE											

Nom :.................... Semaine du .... au ....

	Au réveil	Insuline	Après pdj	Avant déjeuner	Insuline	Après déjeuner	Avant diner	Insuline	Après diner	Au coucher	Insuline
LUNDI											
MARDI											
MERCREDI											
JEUDI											
VENDREDI											
SAMEDI											
DIMANCHE											

Nom :........................   Semaine du .... au ....

	Au réveil	Insuline	Après pdj	Avant déjeuner	Insuline	Après déjeuner	Avant diner	Insuline	Après diner	Au coucher	Insuline
LUNDI											
MARDI											
MERCREDI											
JEUDI											
VENDREDI											
SAMEDI											
DIMANCHE											

Nom :.................... Semaine du .... au ....

	Au réveil	Insuline	Après pdj	Avant déjeuner	Insuline	Après déjeuner	Avant diner	Insuline	Après diner	Au coucher	Insuline
LUNDI											
MARDI											
MERCREDI											
JEUDI											
VENDREDI											
SAMEDI											
DIMANCHE											

Nom :..................... Semaine du .... au ....

	Au réveil	Insuline	Après pdj	Avant déjeuner	Insuline	Après déjeuner	Avant diner	Insuline	Après diner	Au coucher	Insuline
LUNDI											
MARDI											
MERCREDI											
JEUDI											
VENDREDI											
SAMEDI											
DIMANCHE											

Nom :................... Semaine du .... au ....

	Au réveil	Insuline	Après pdj	Avant déjeuner	Insuline	Après déjeuner	Avant diner	Insuline	Après diner	Au coucher	Insuline
LUNDI											
MARDI											
MERCREDI											
JEUDI											
VENDREDI											
SAMEDI											
DIMANCHE											

Nom :………………   Semaine du ………………… au …………………

	Au réveil	Insuline	Après pdj	Avant déjeuner	Insuline	Après déjeuner	Avant diner	Insuline	Après diner	Au coucher	Insuline
LUNDI											
MARDI											
MERCREDI											
JEUDI											
VENDREDI											
SAMEDI											
DIMANCHE											

Les Mandalas

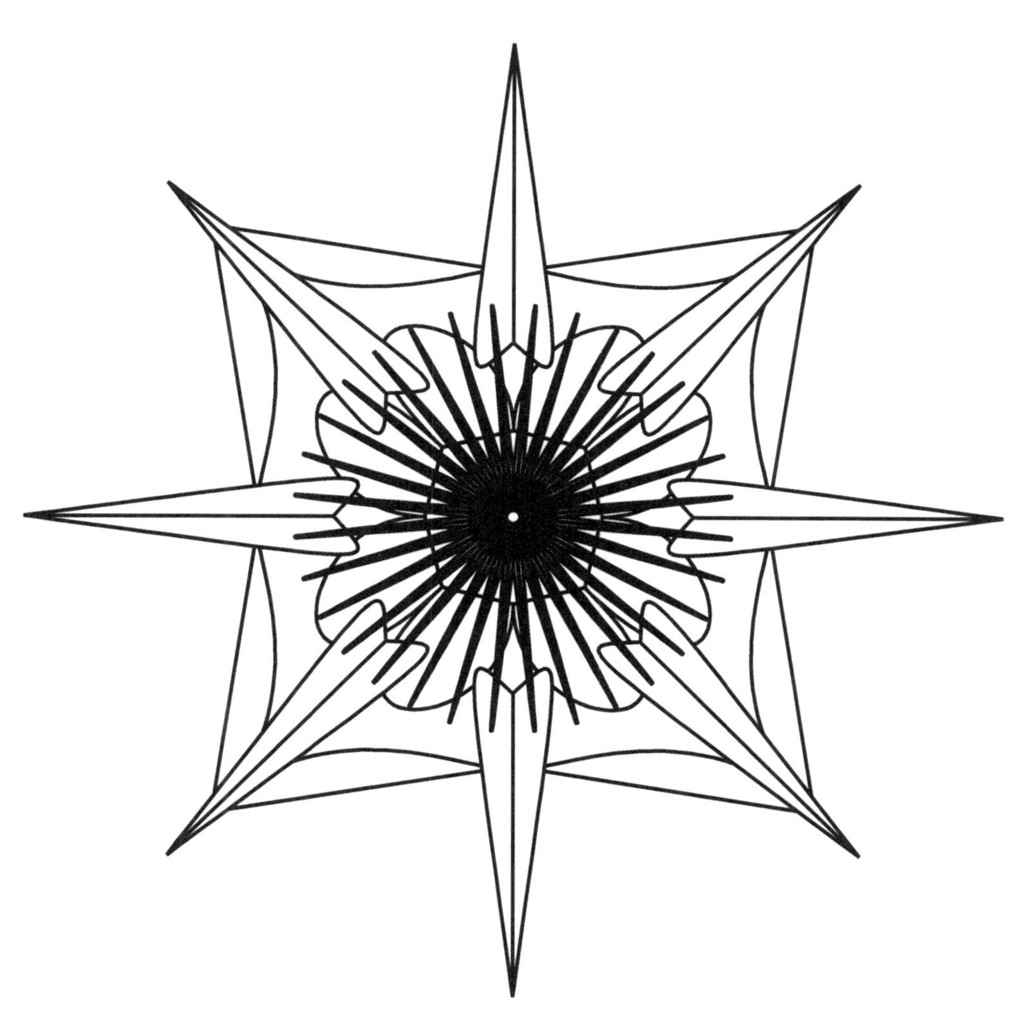

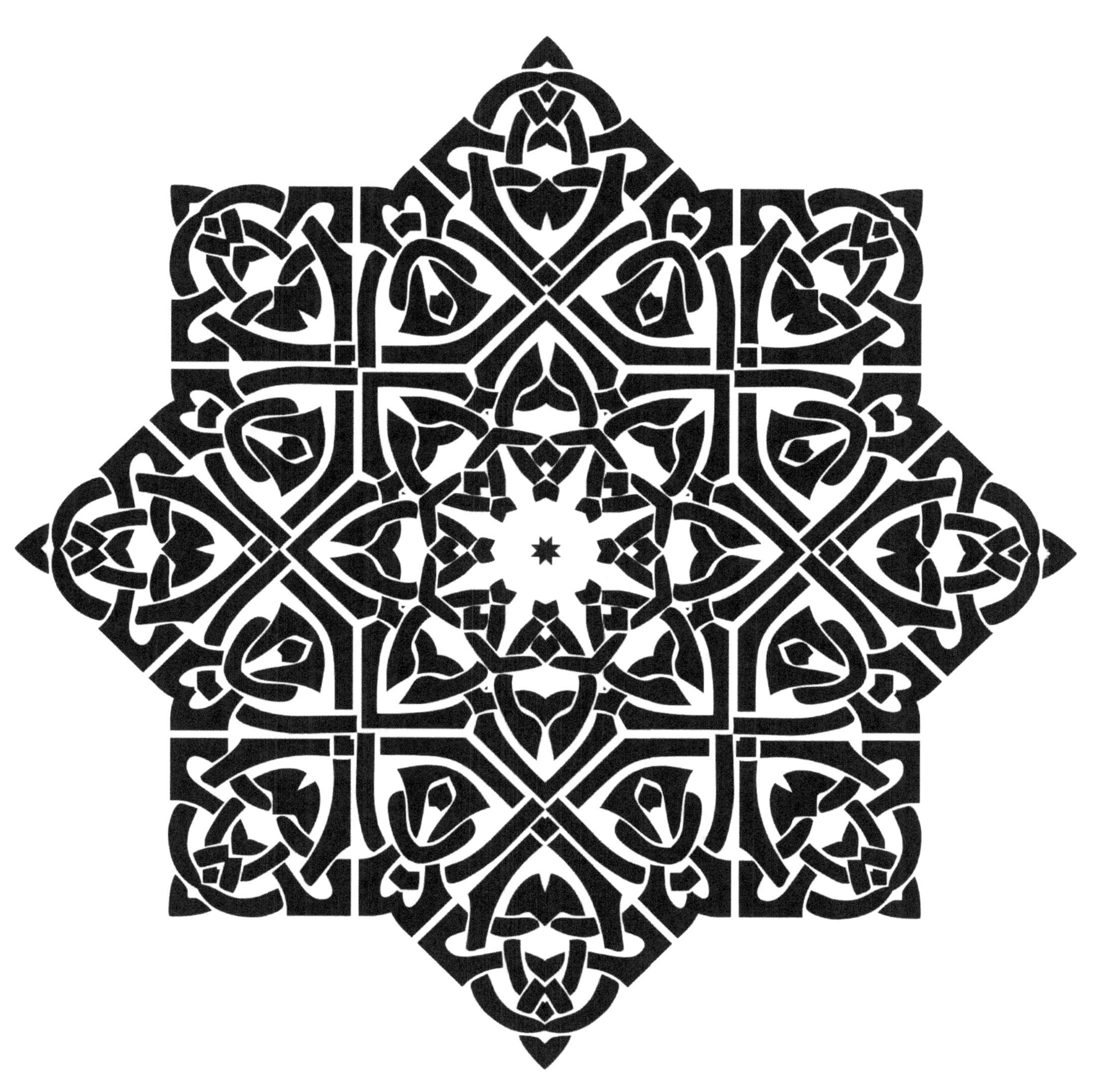

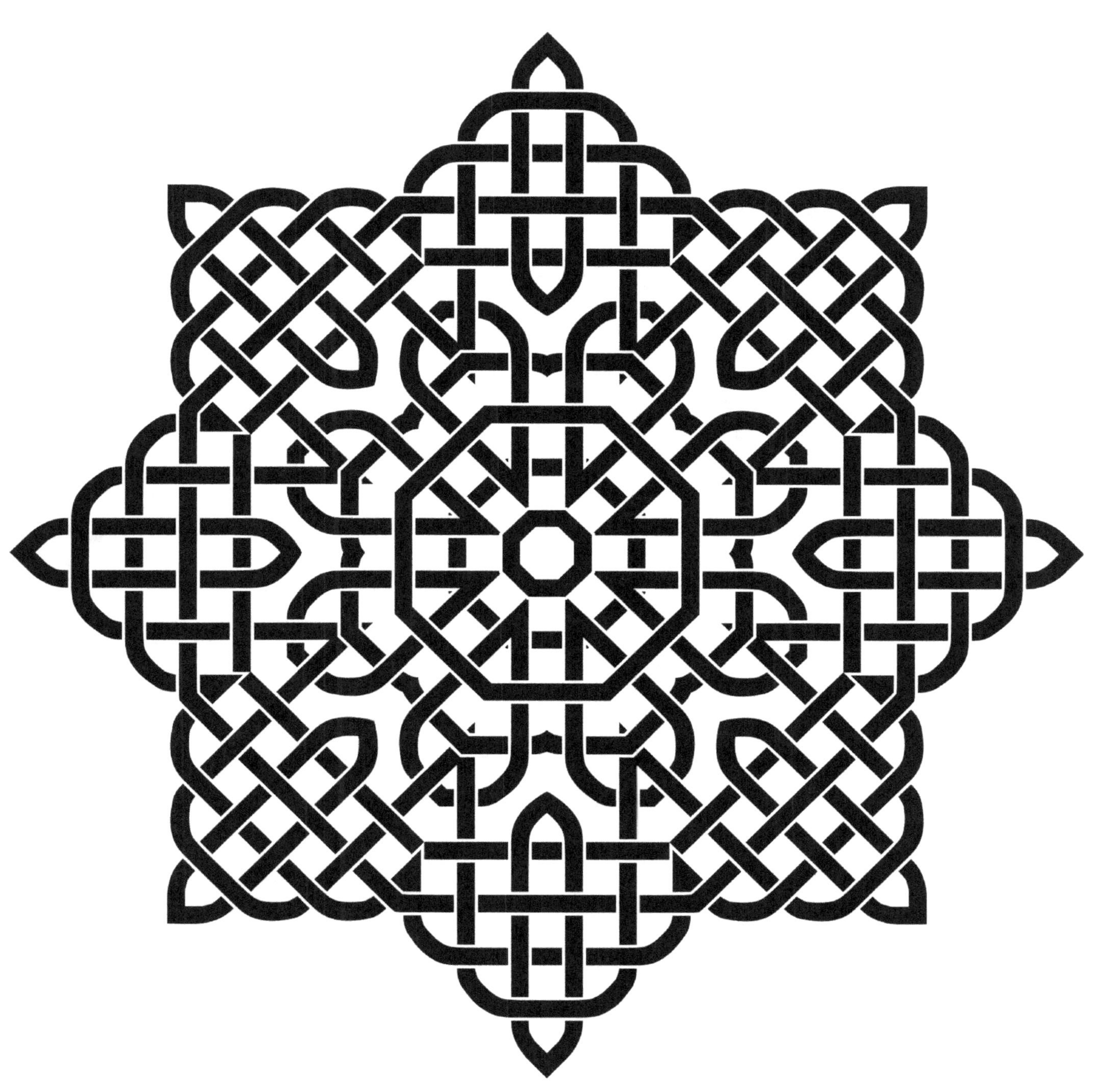

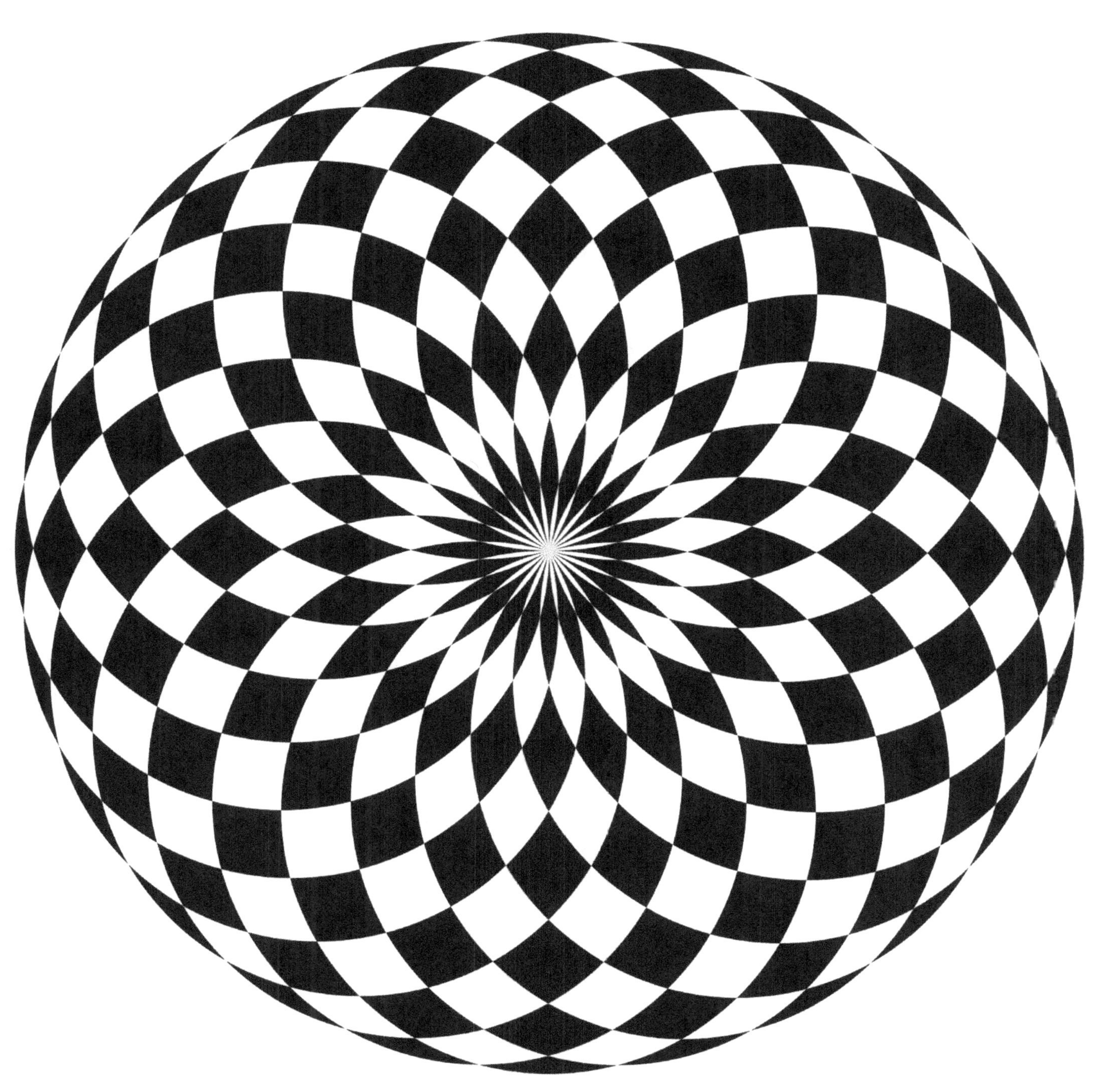

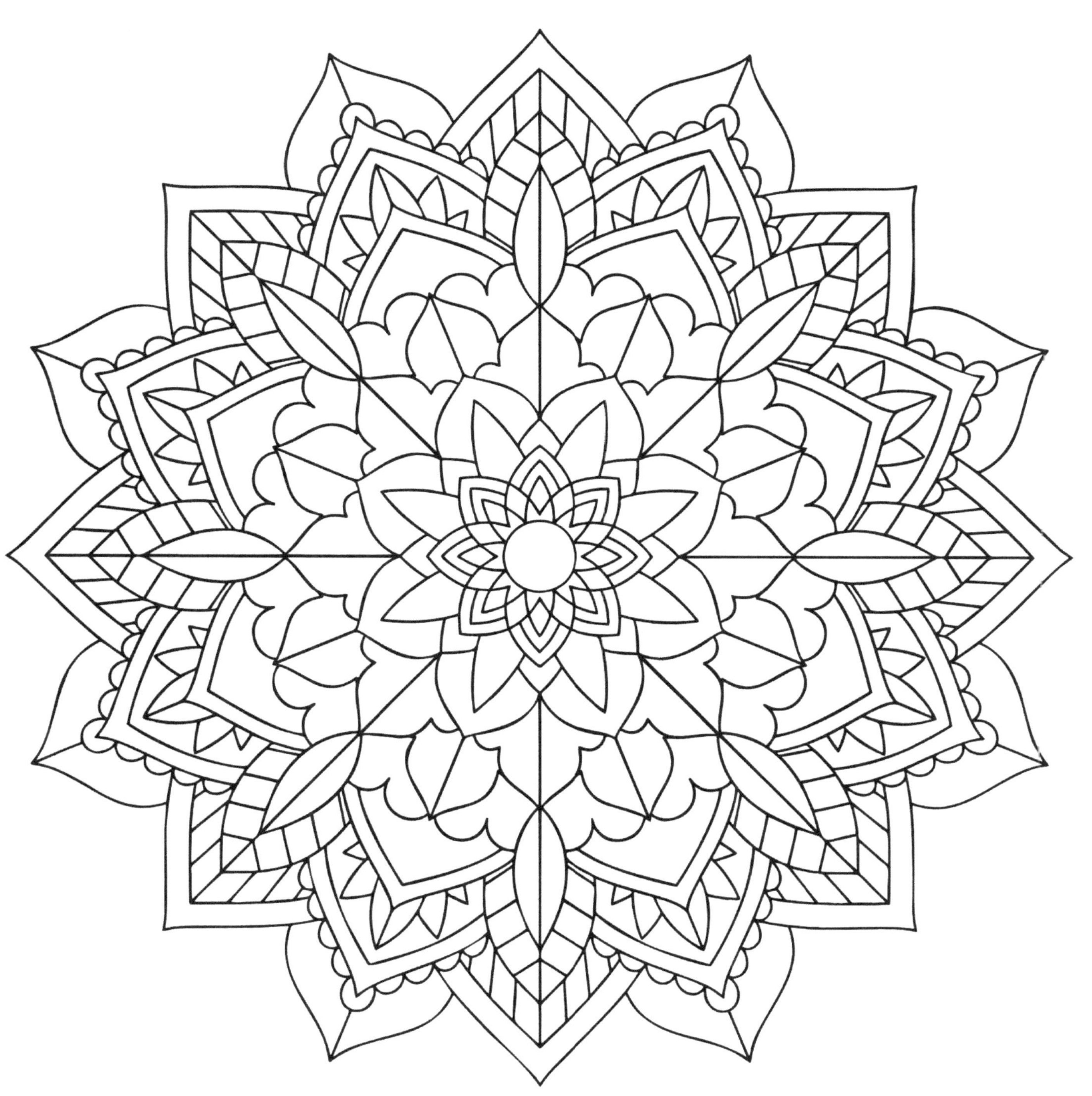

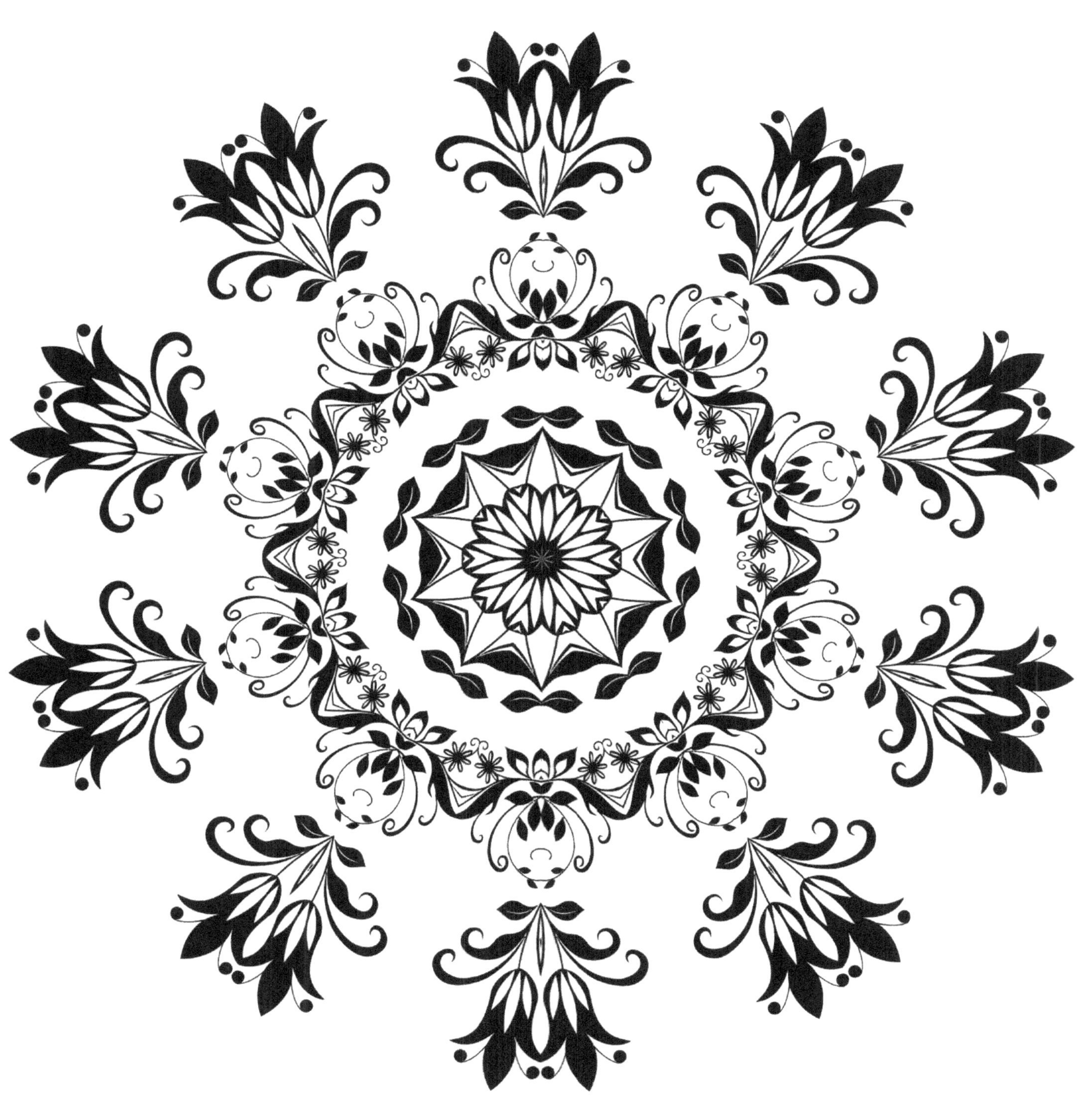

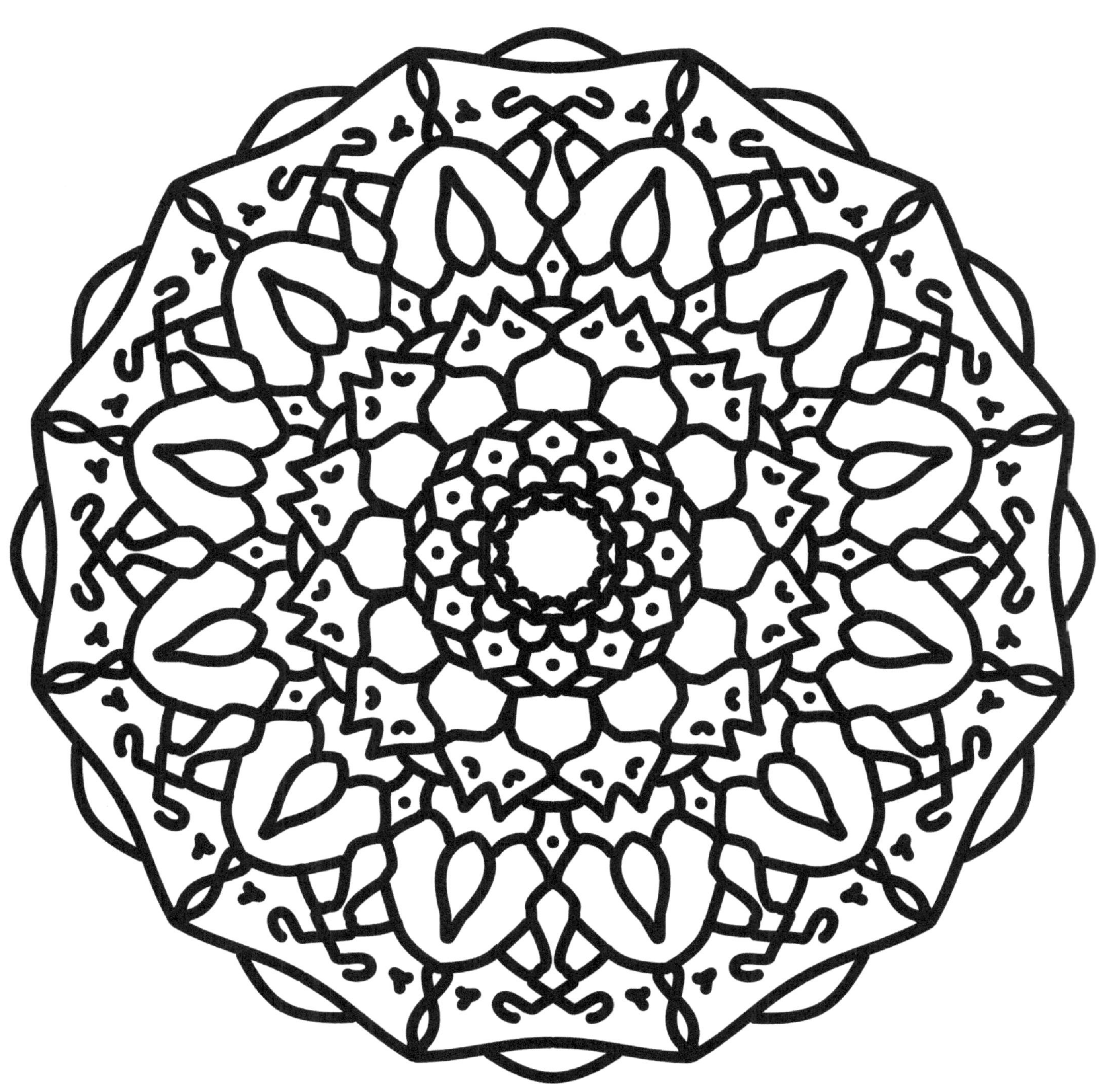

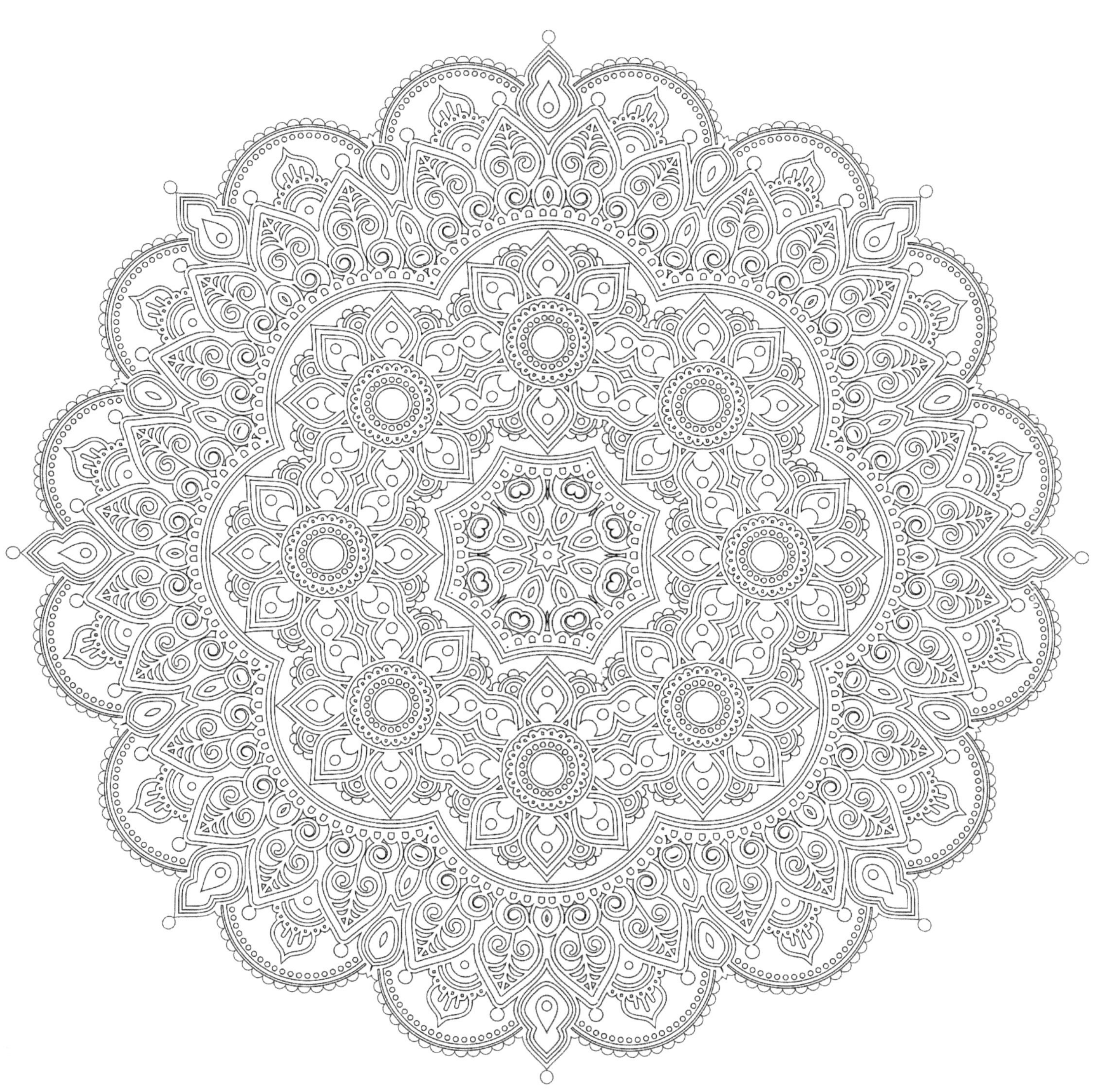

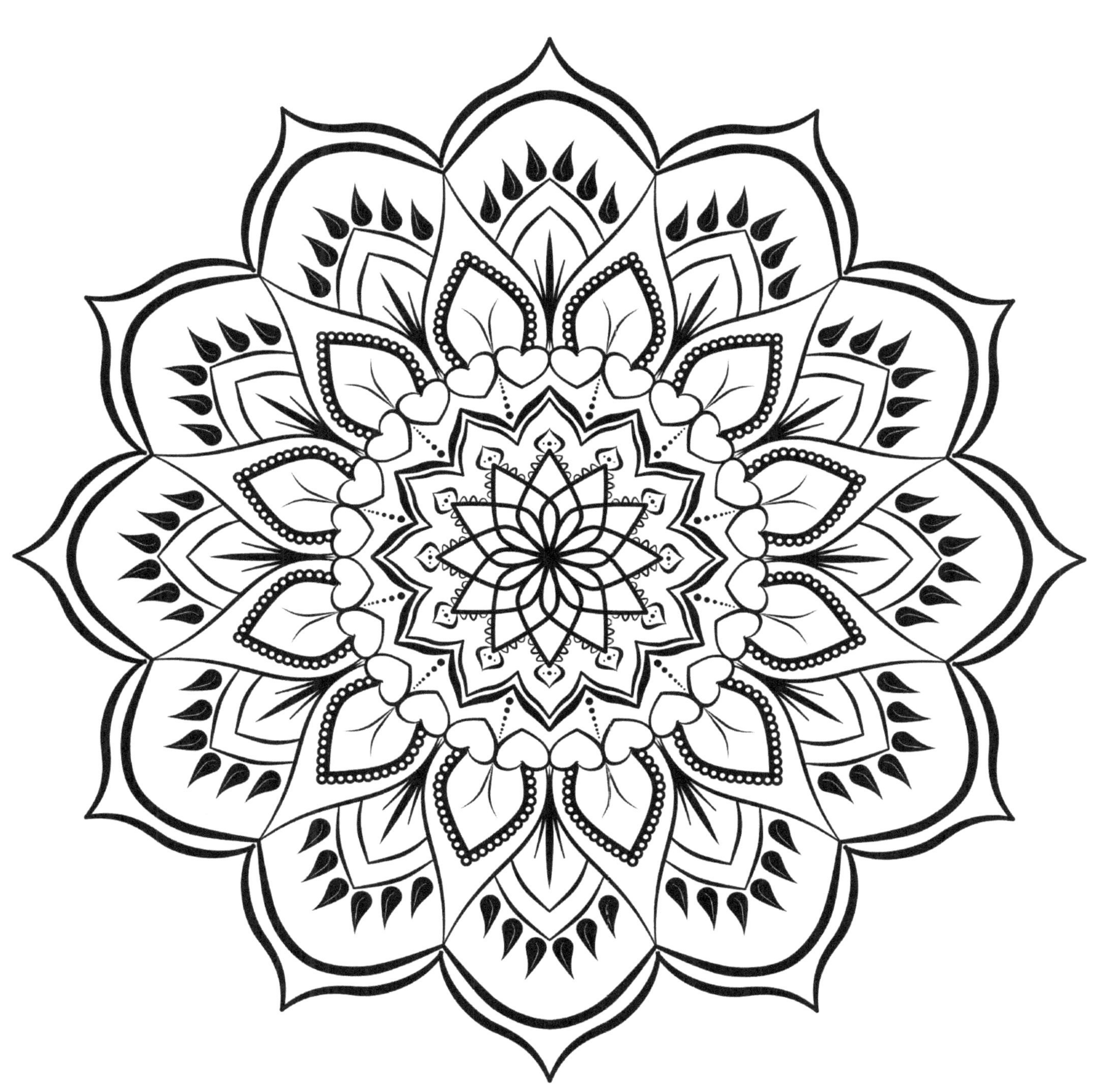

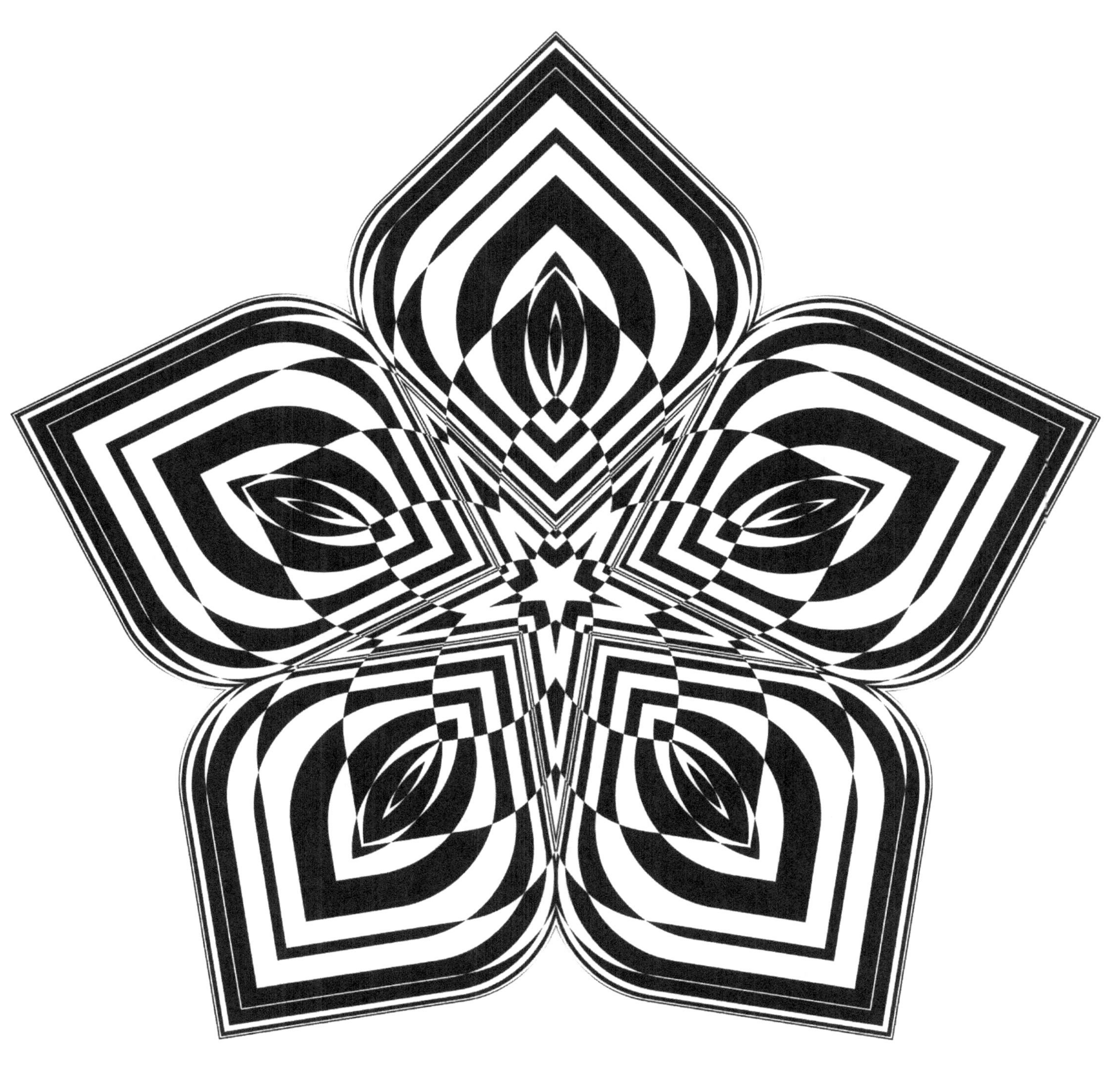

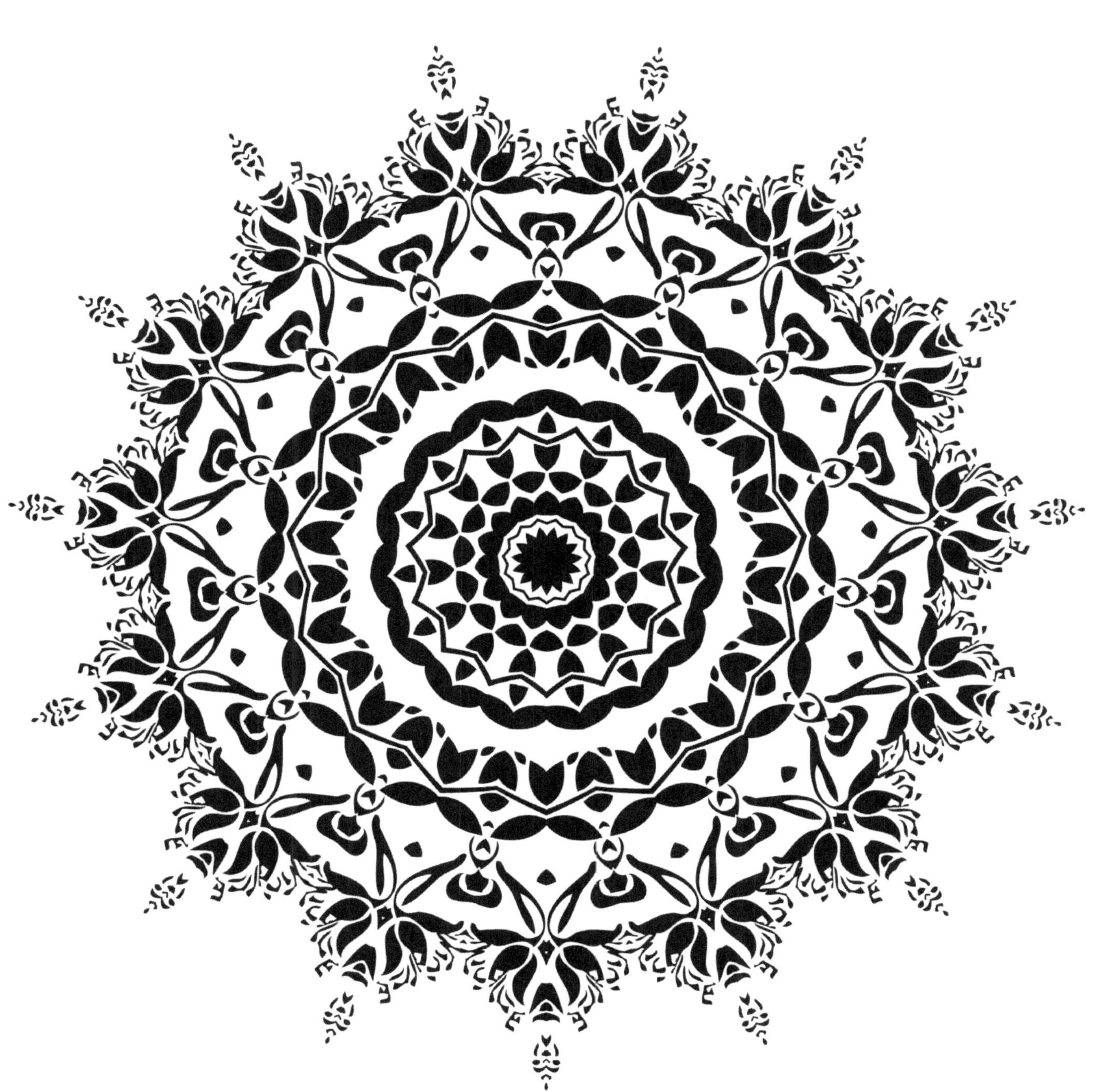

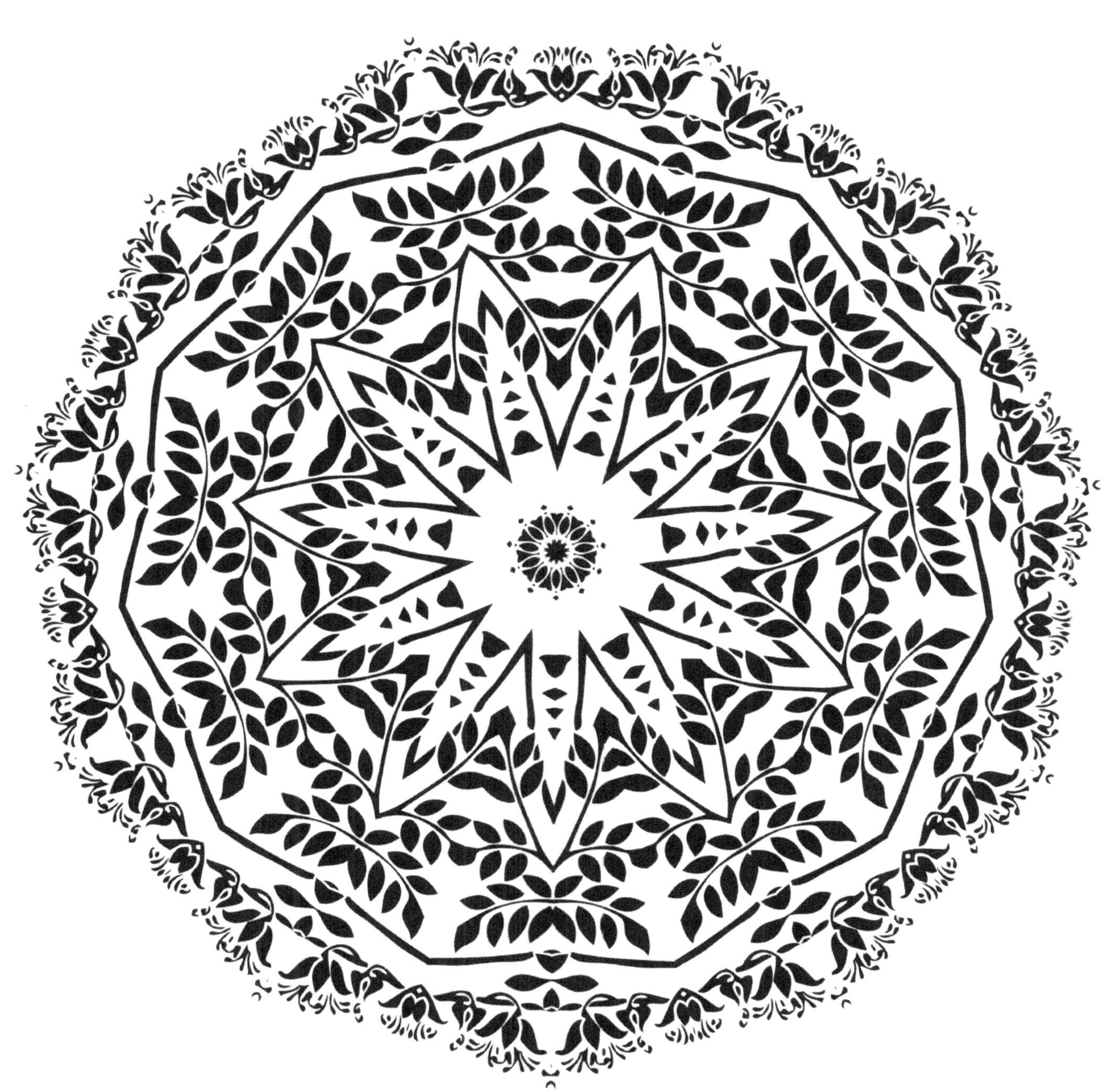

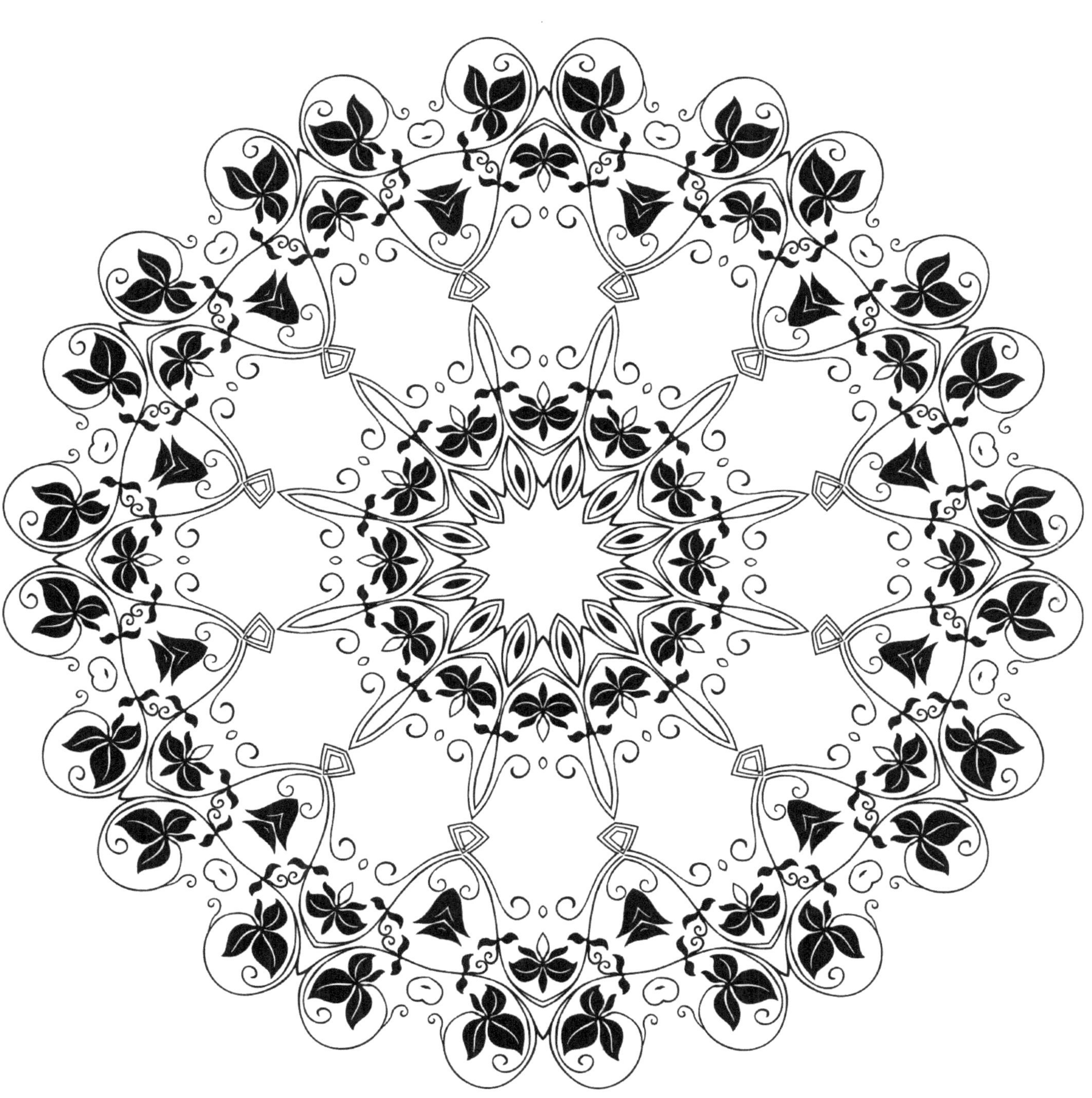

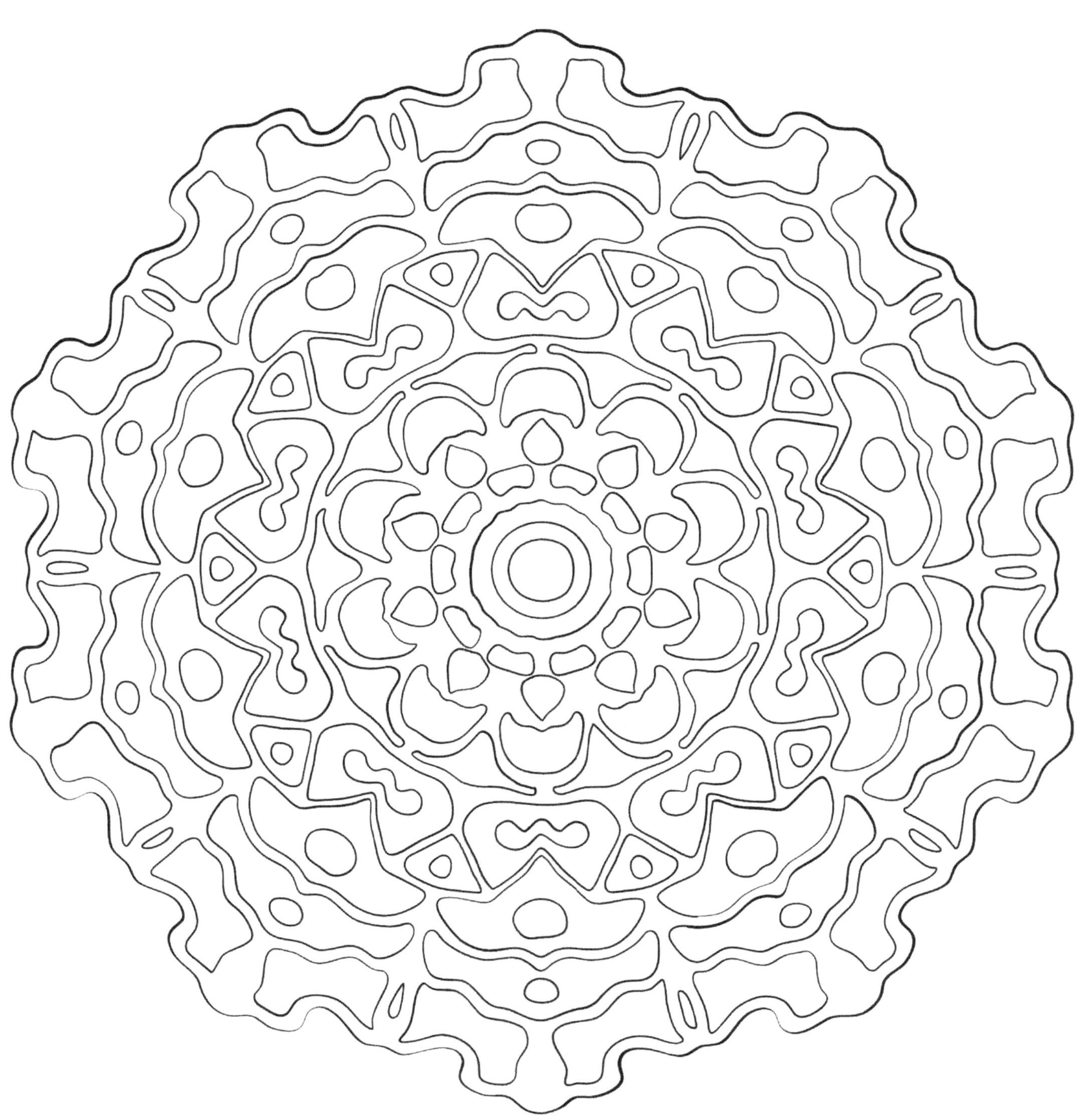

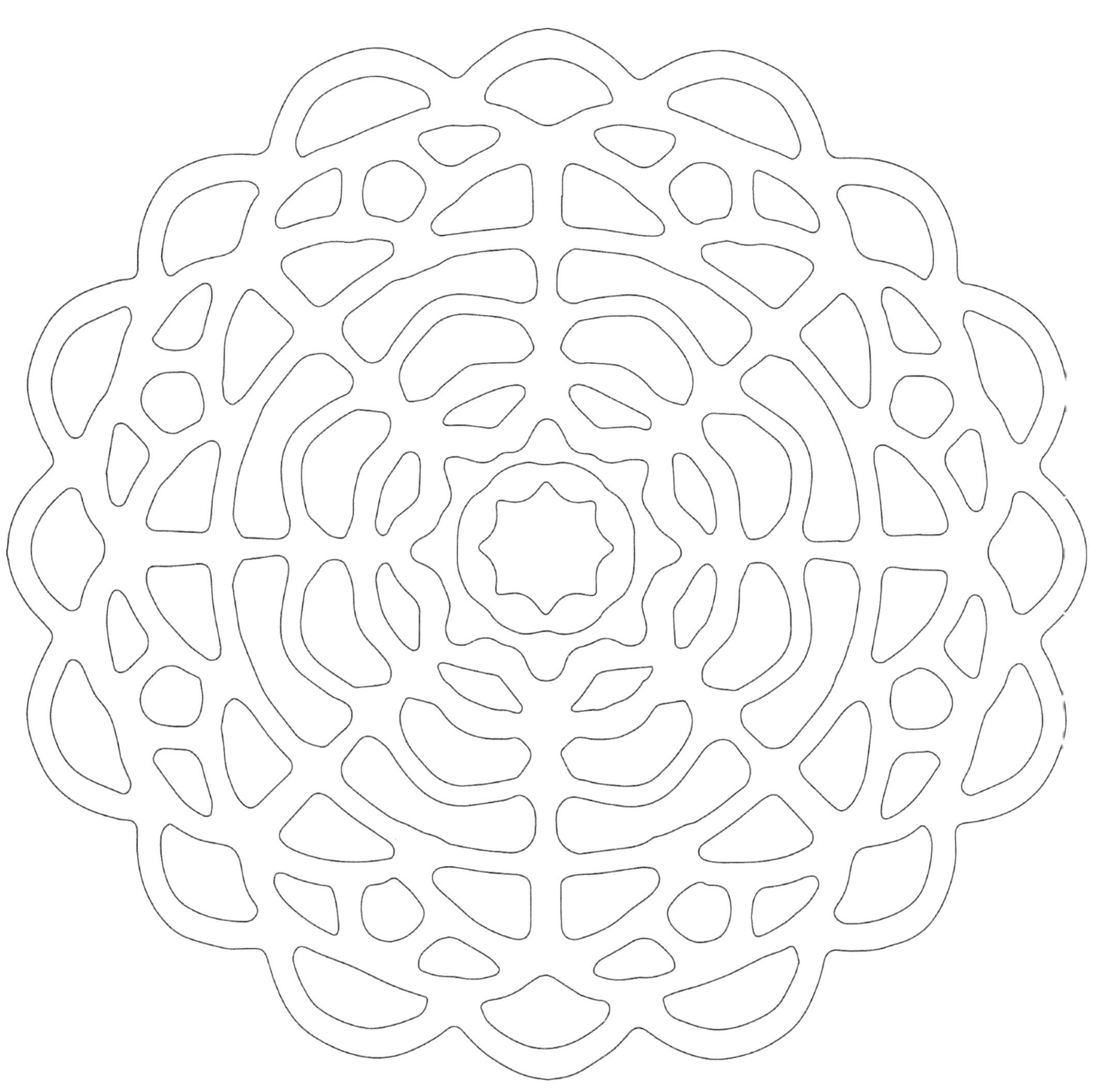

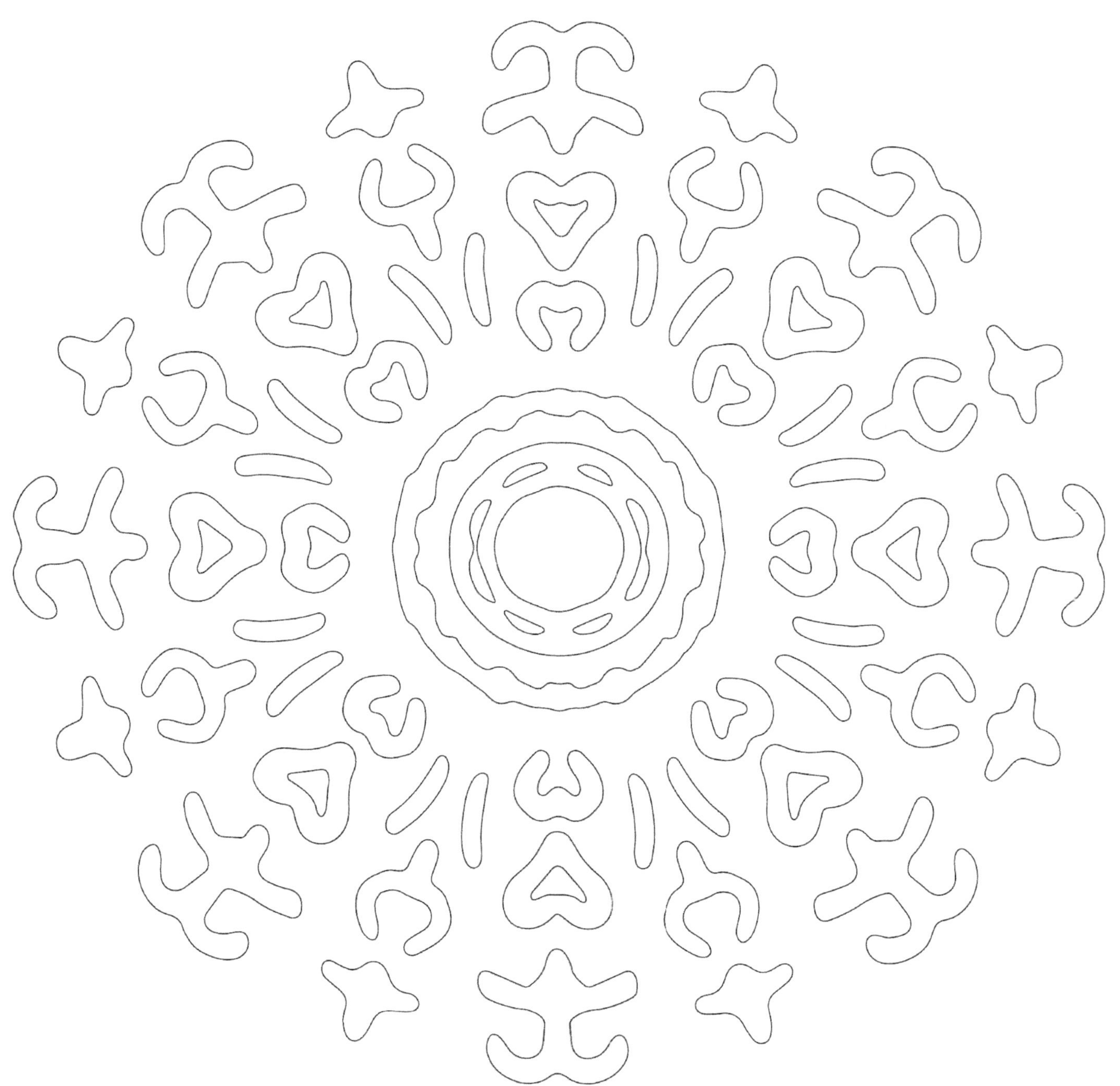

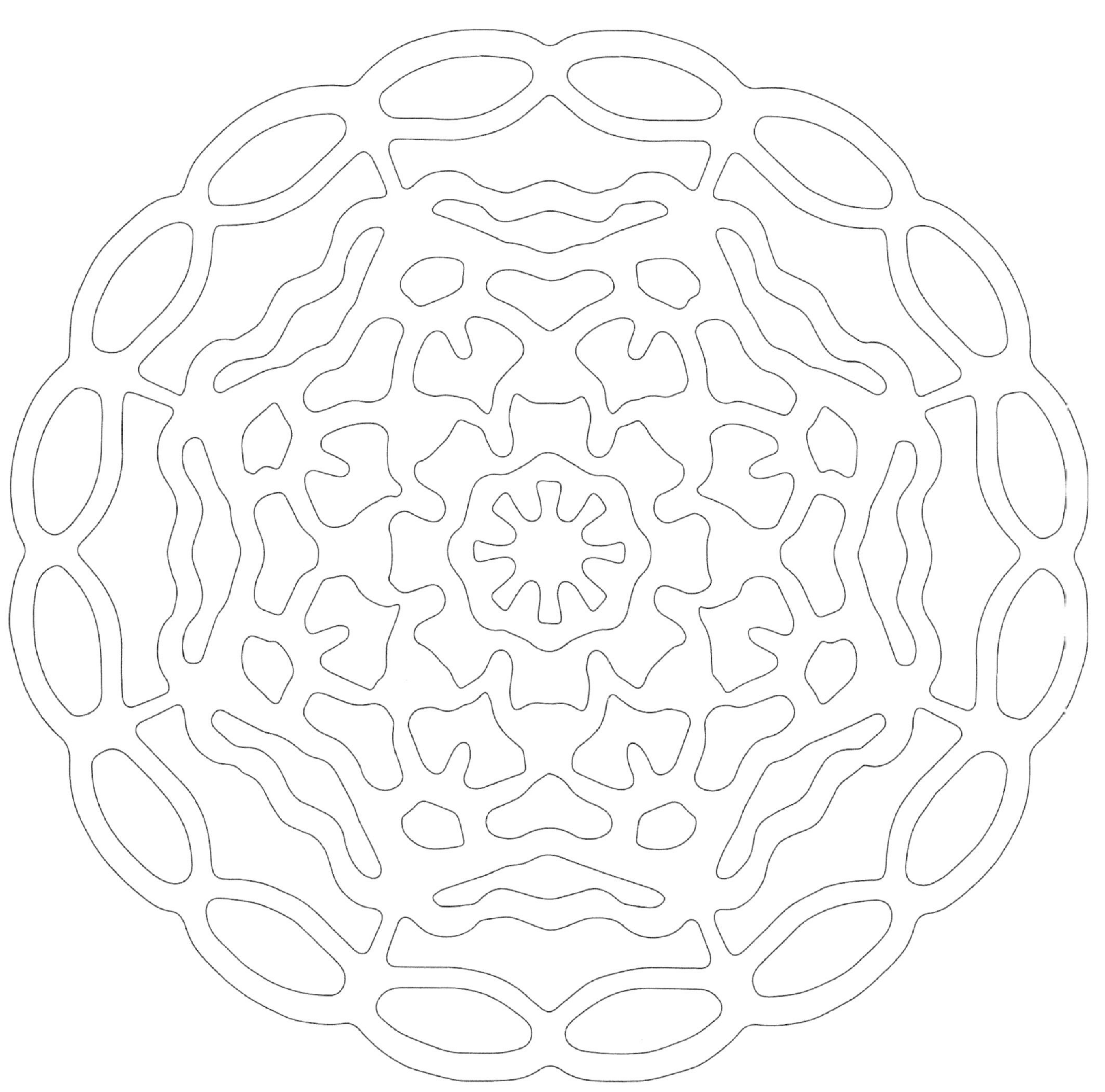

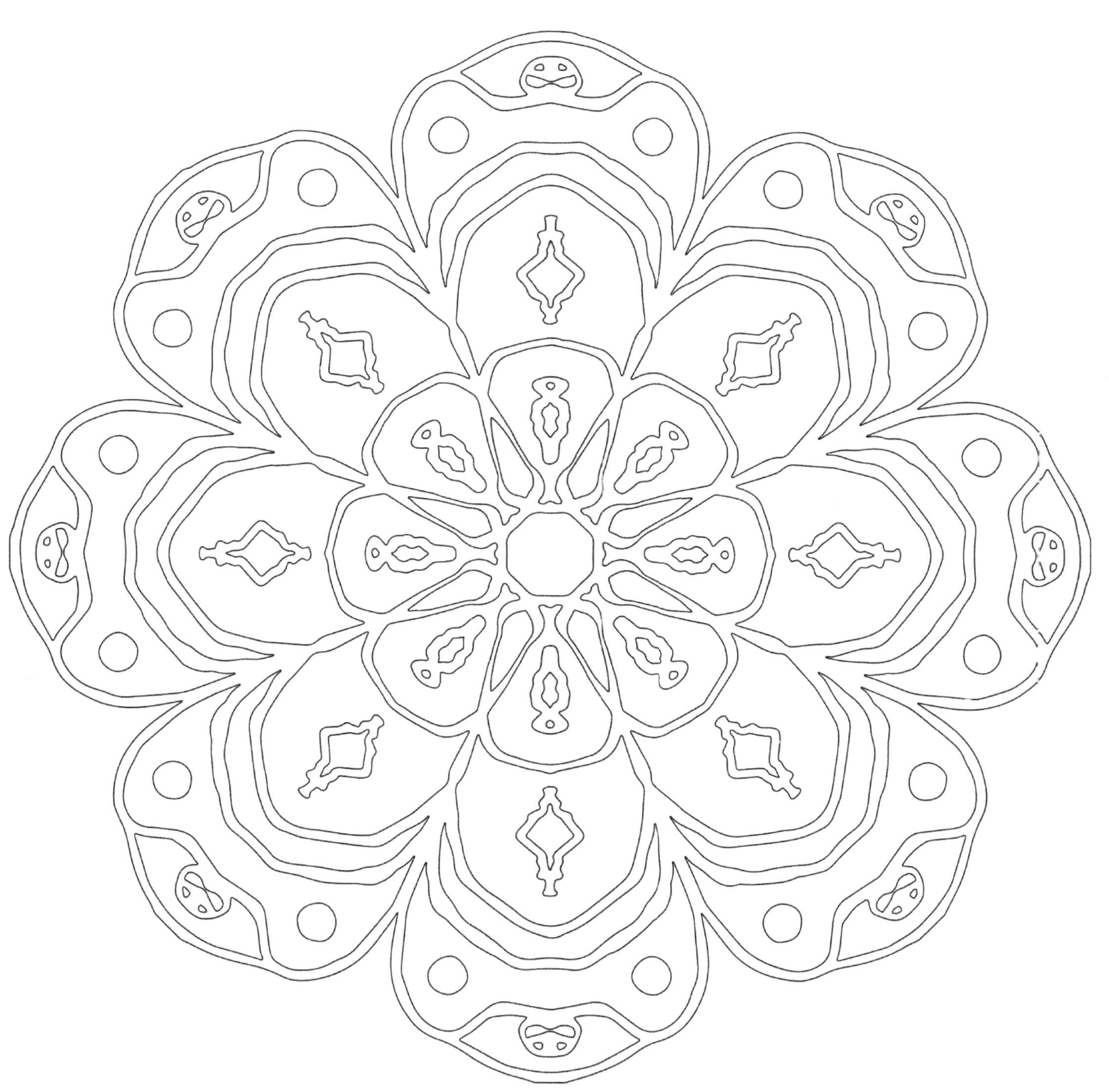

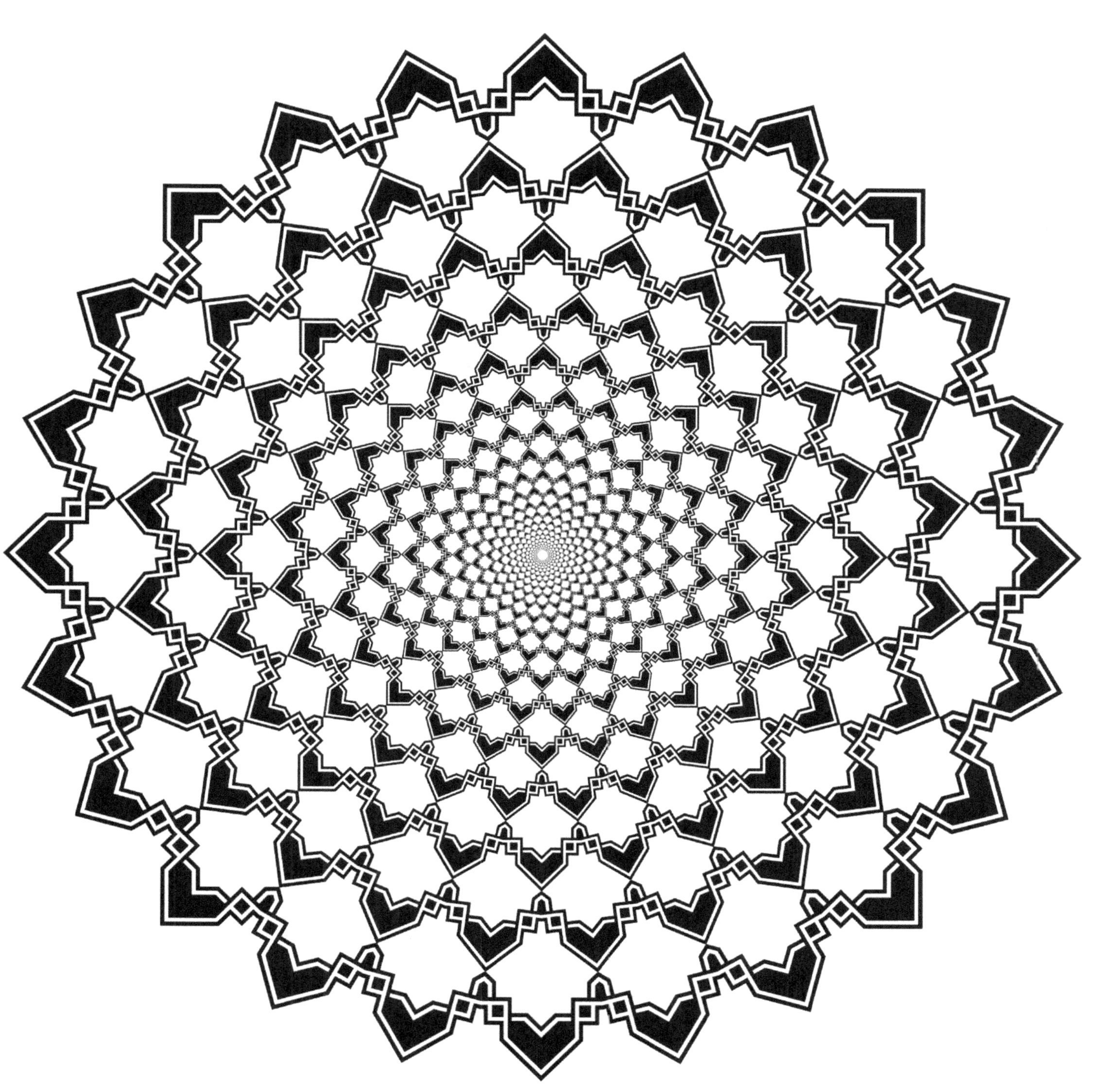

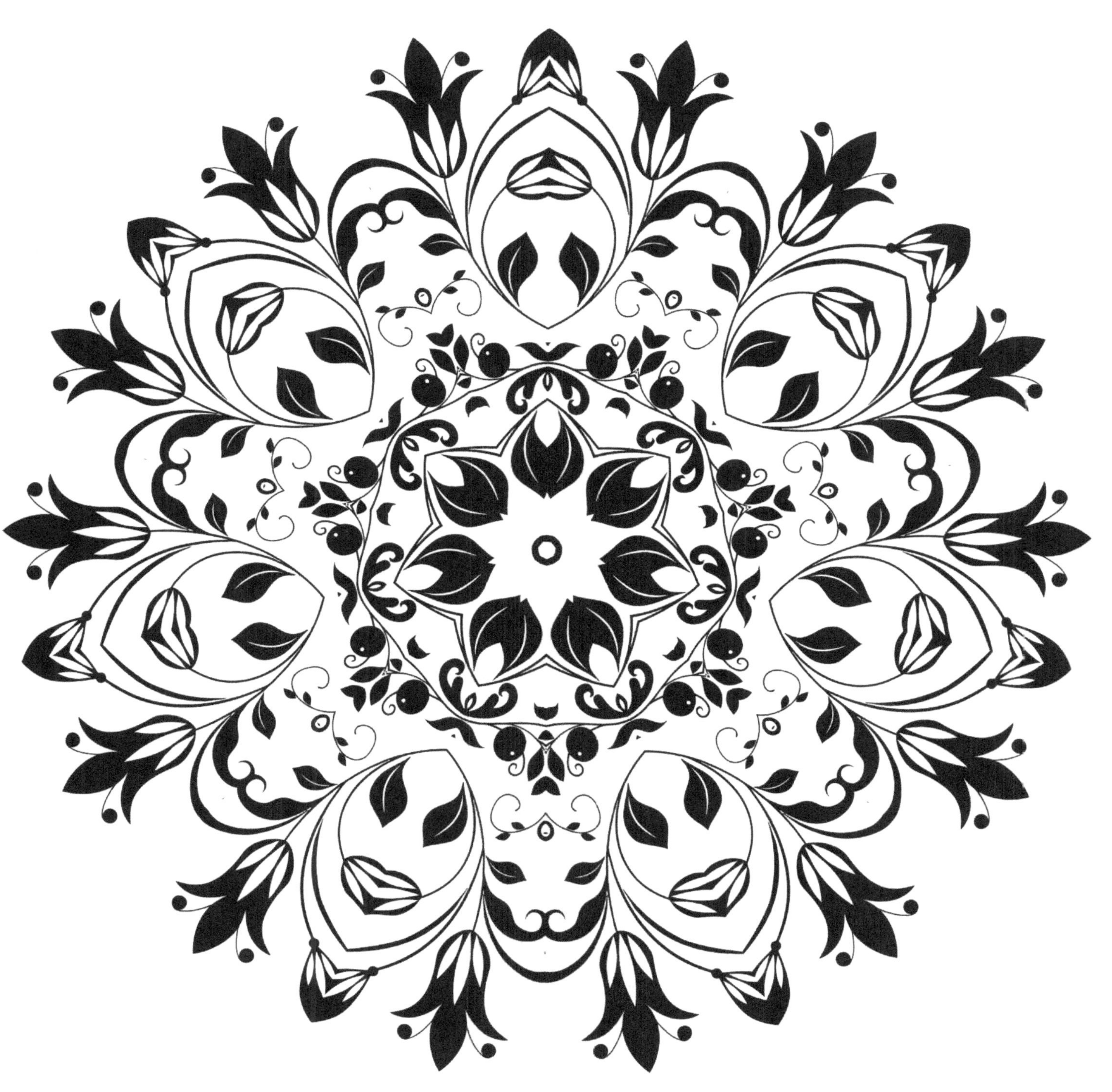

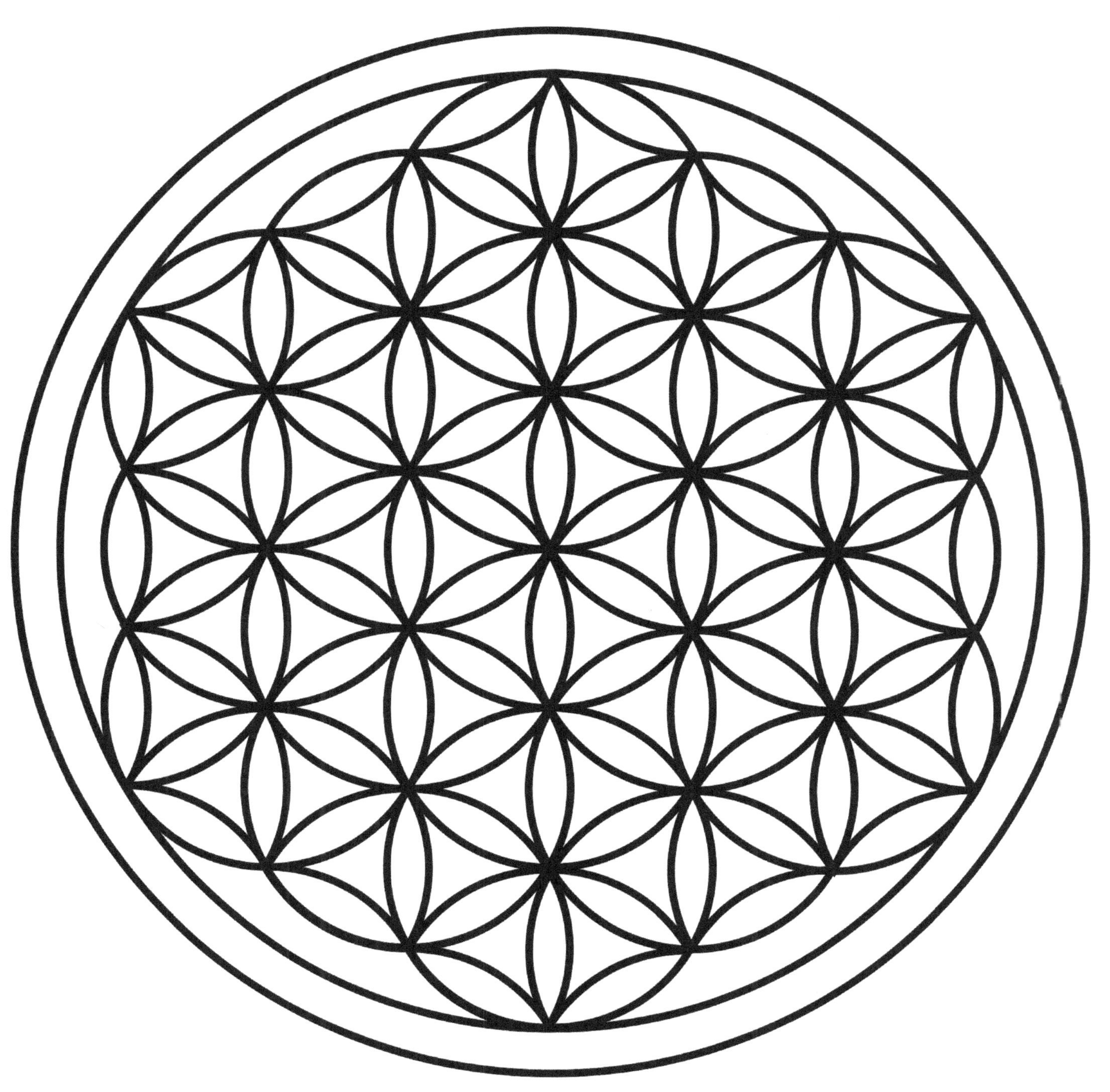

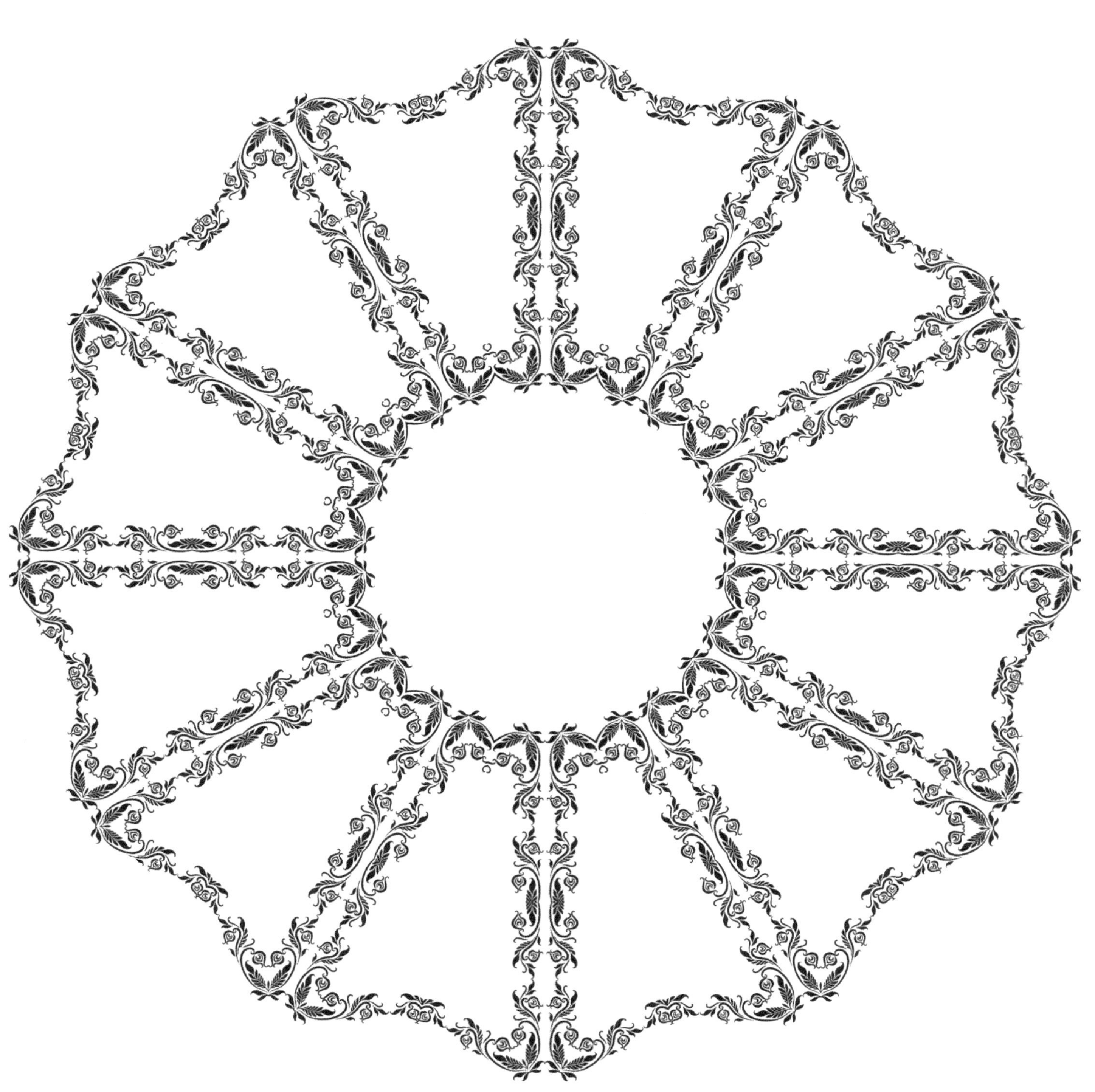

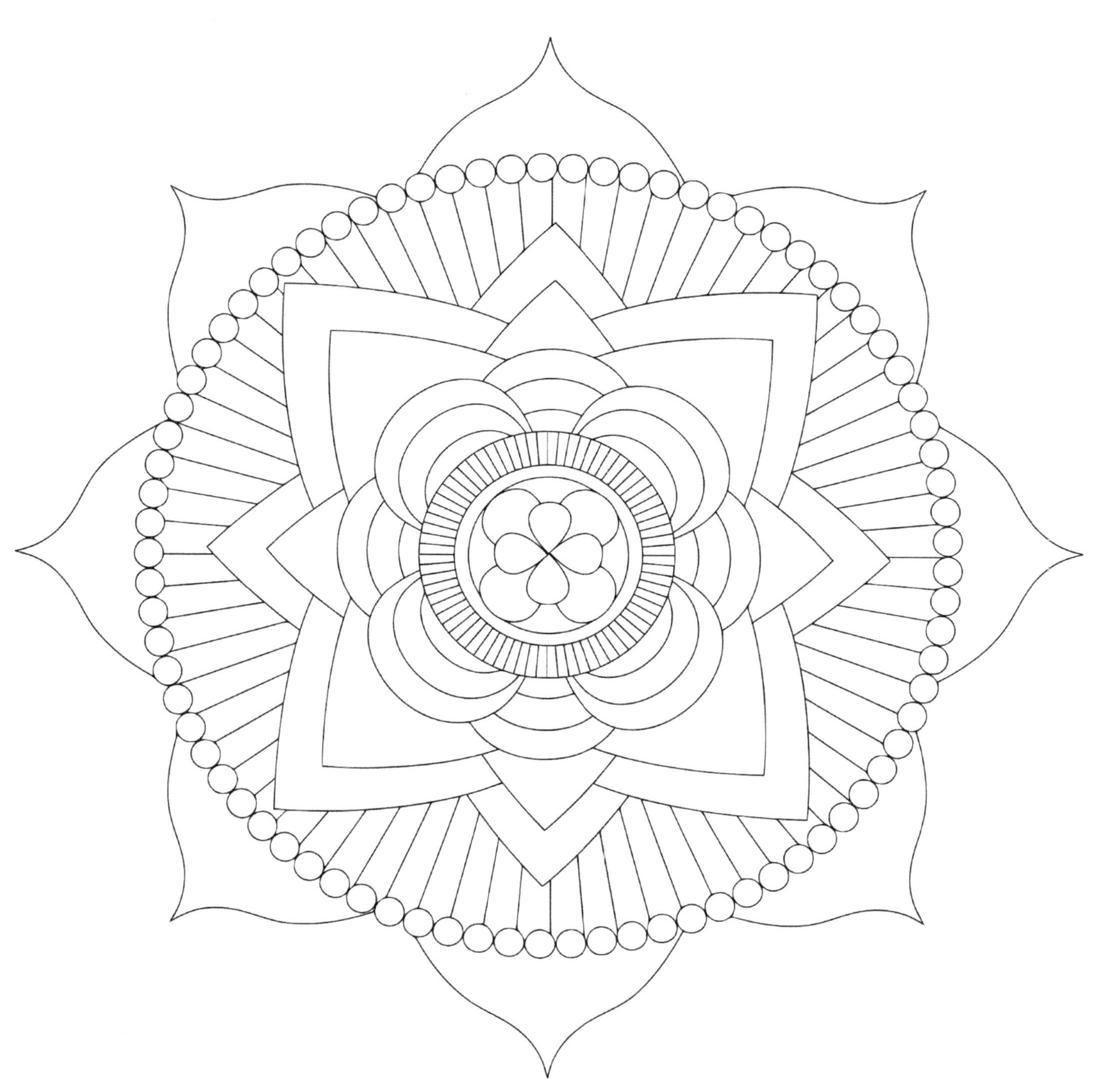

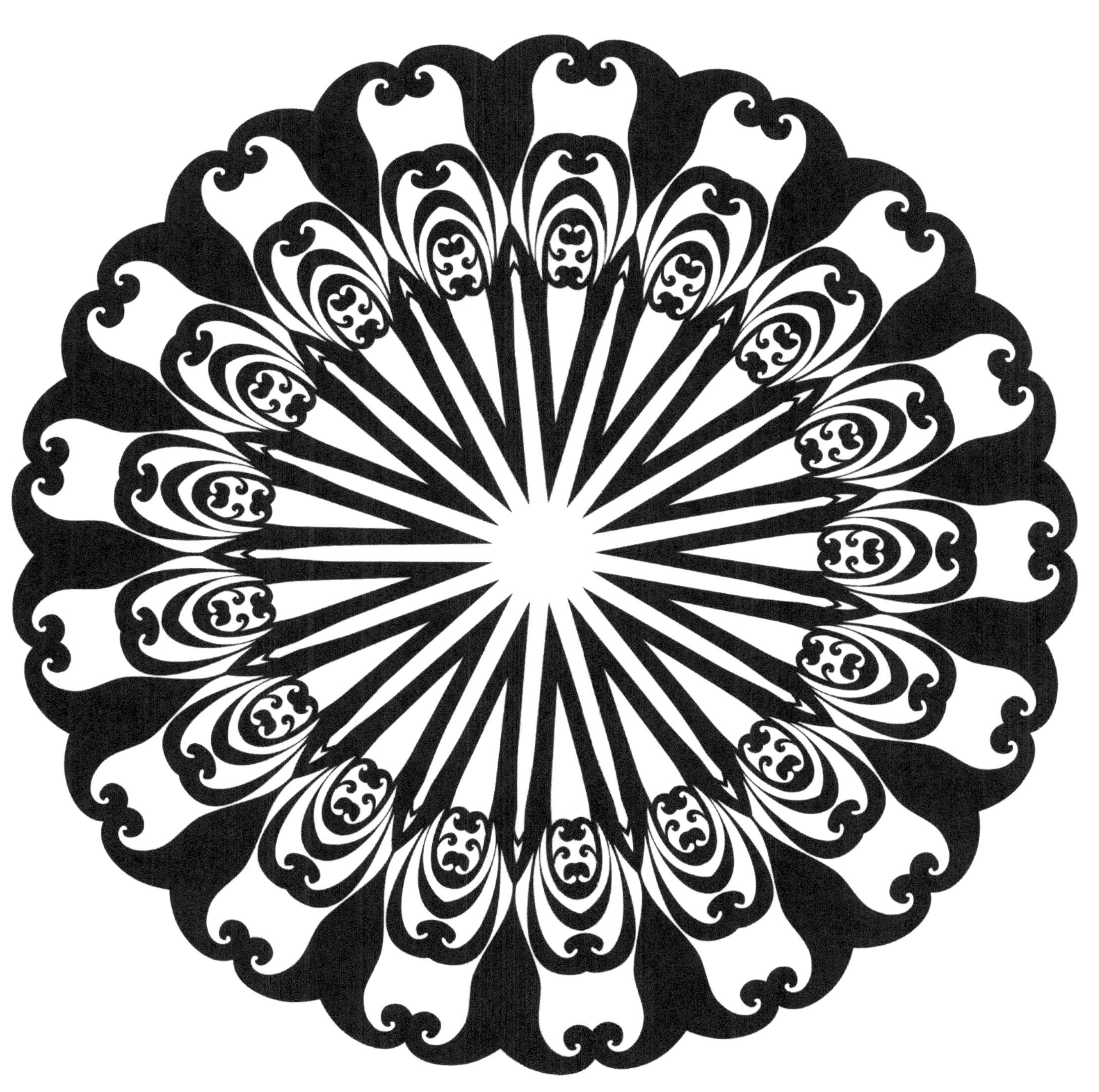

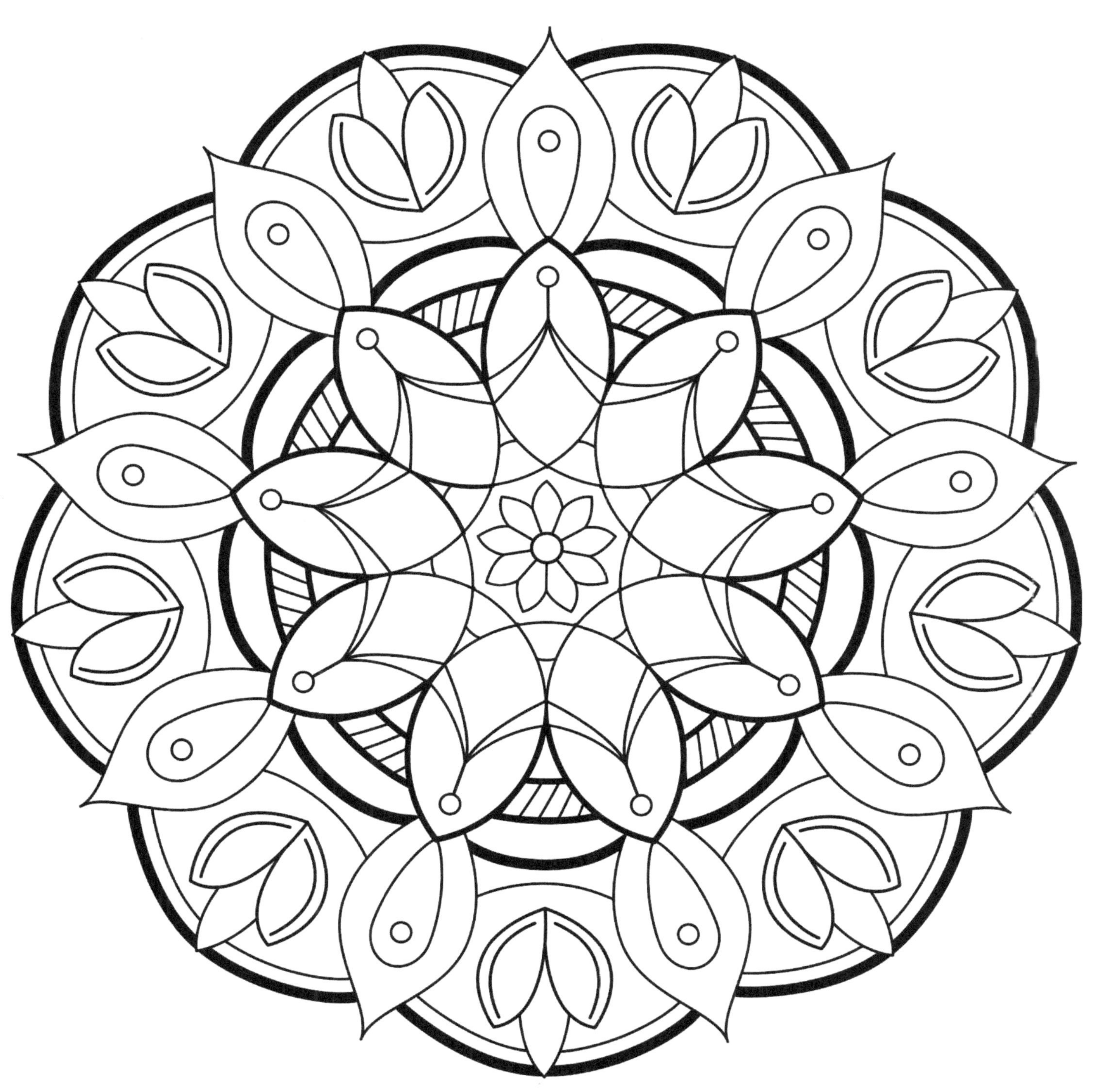

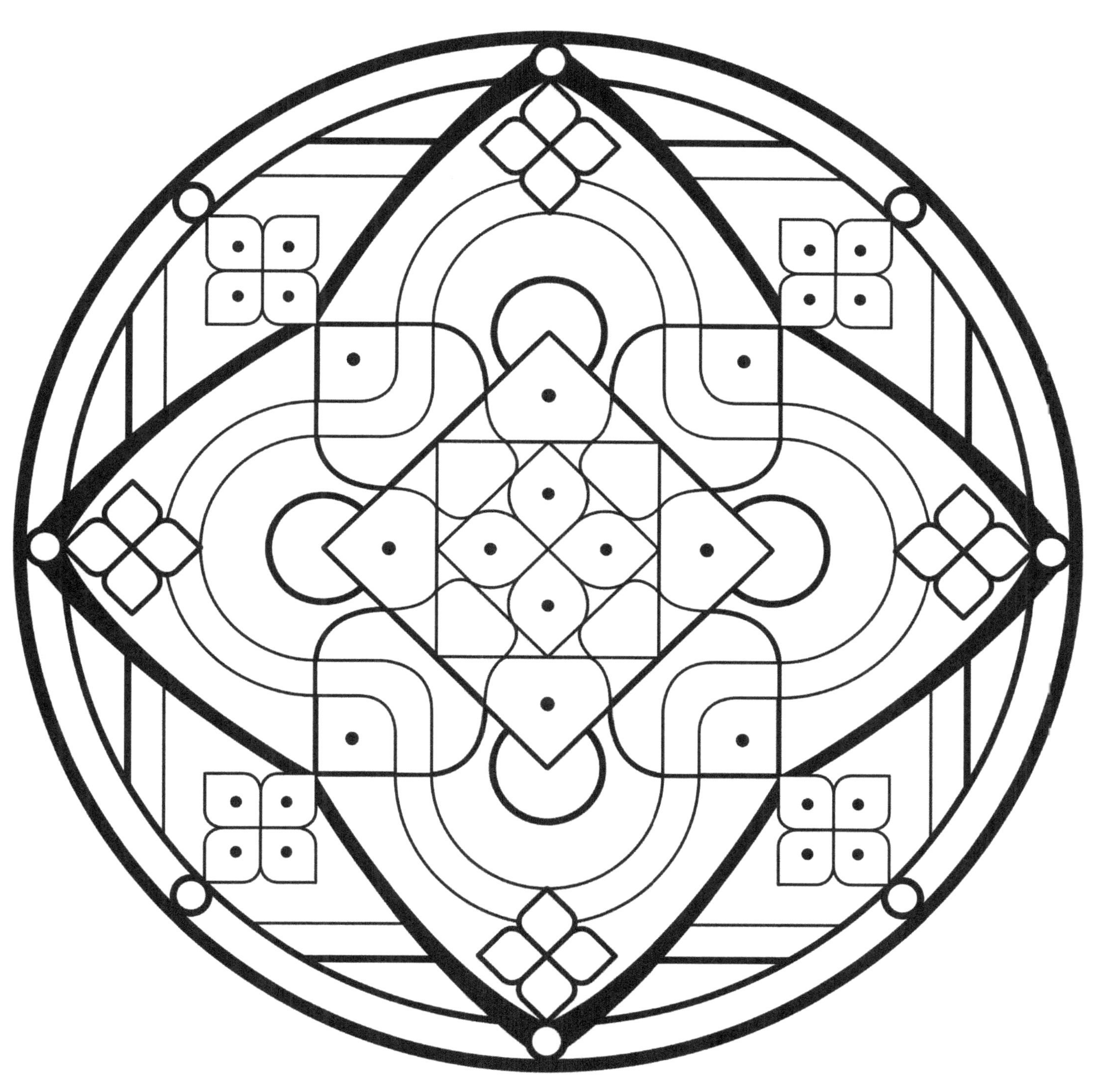

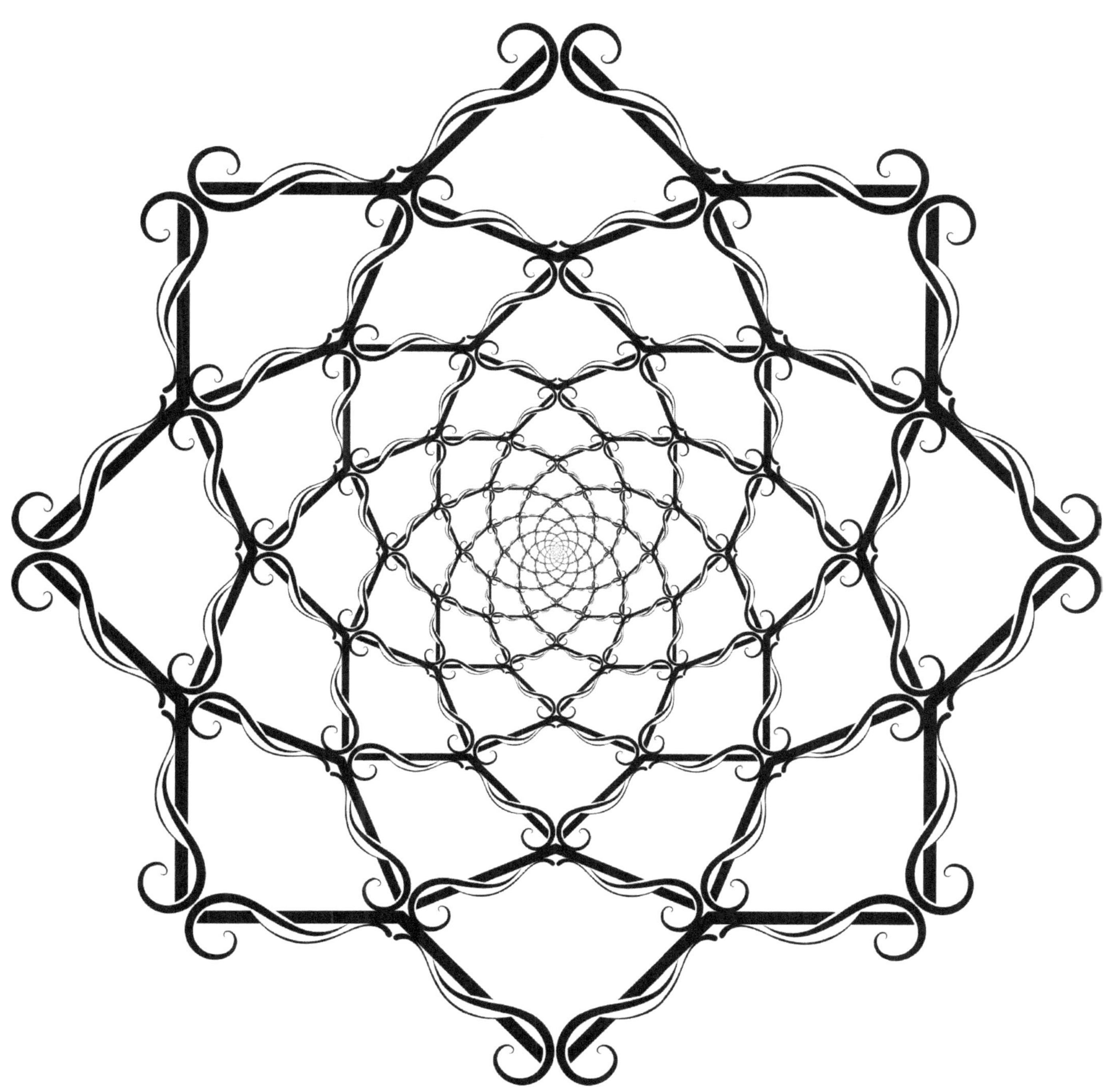

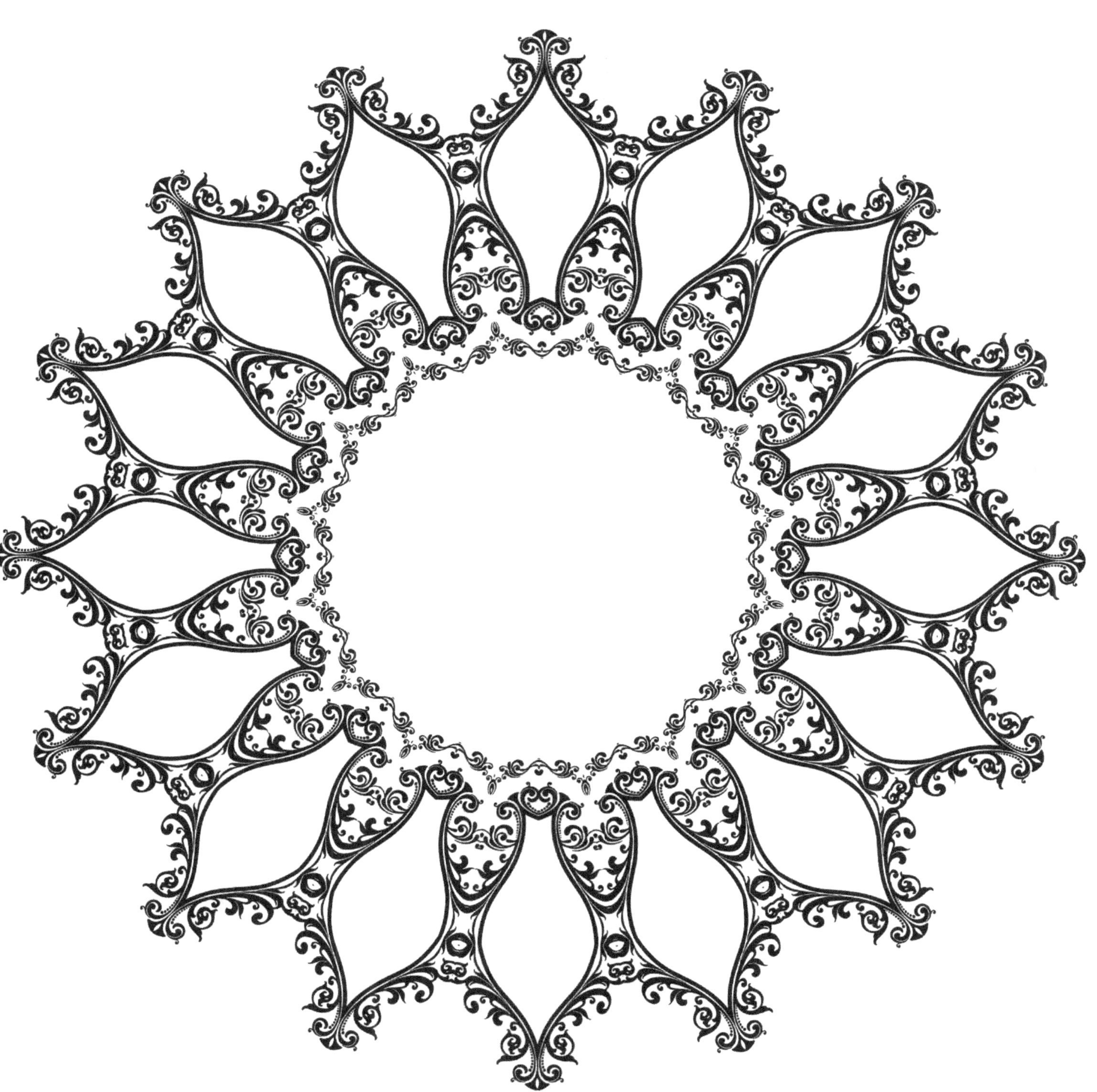

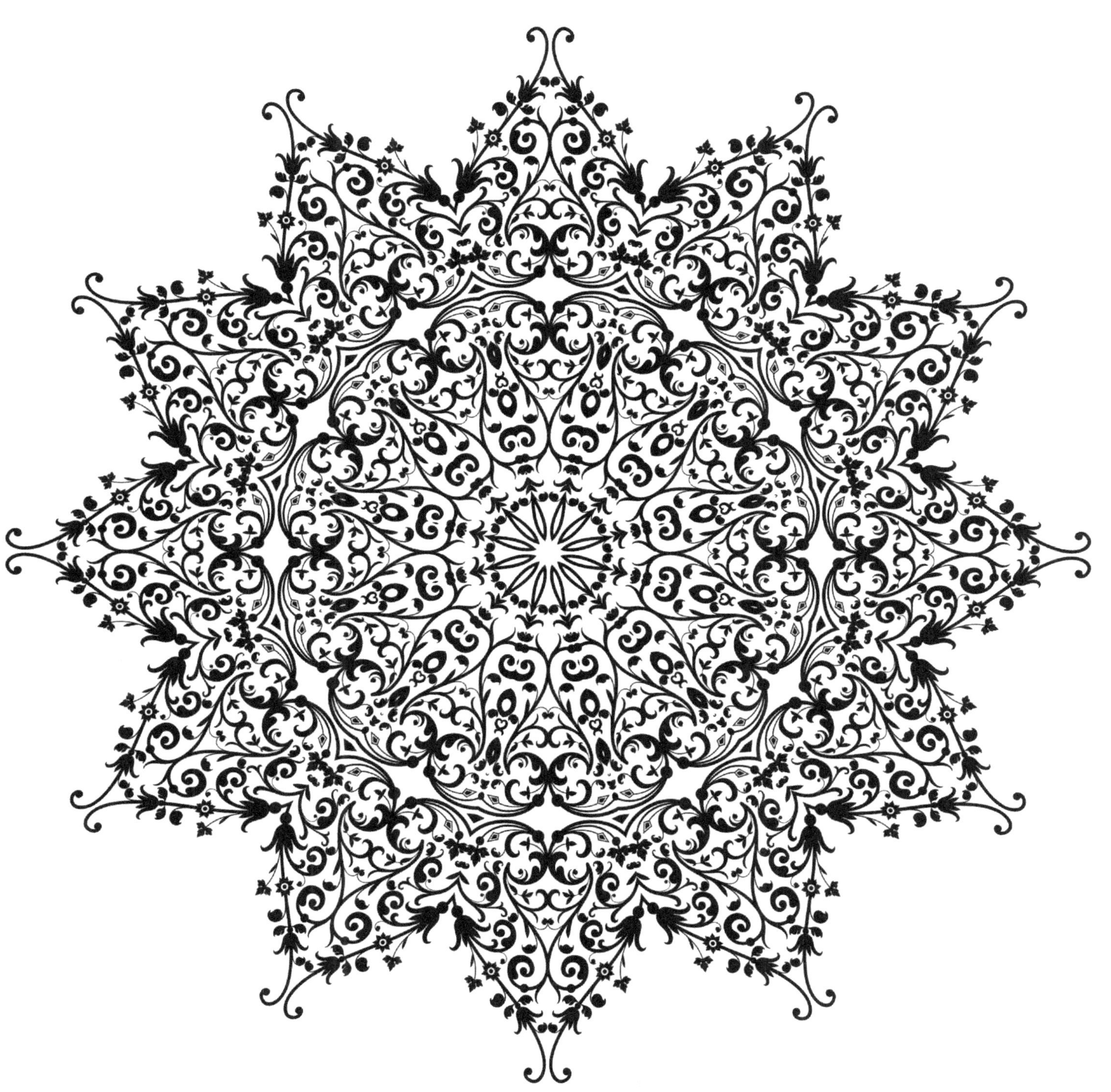

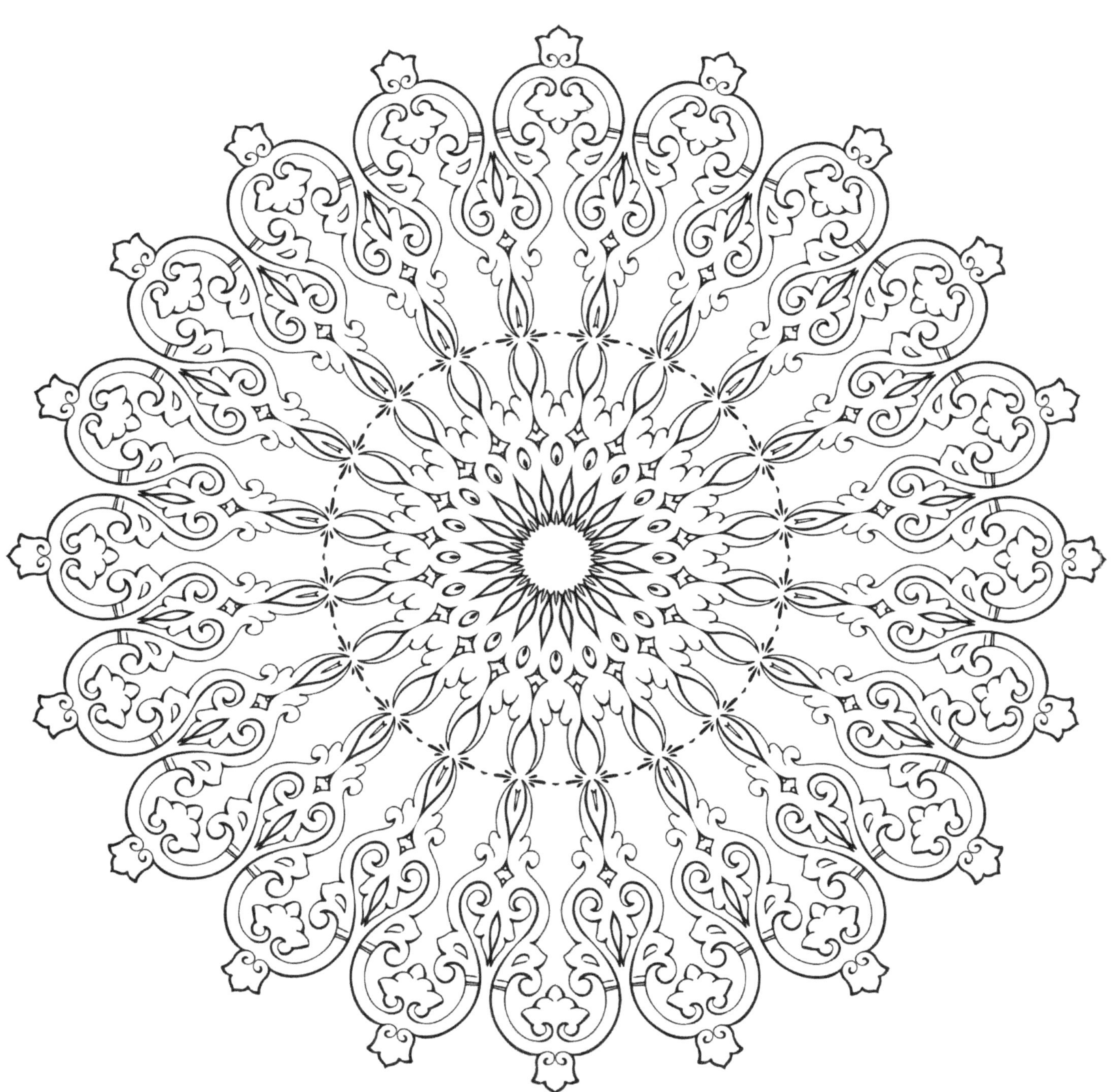

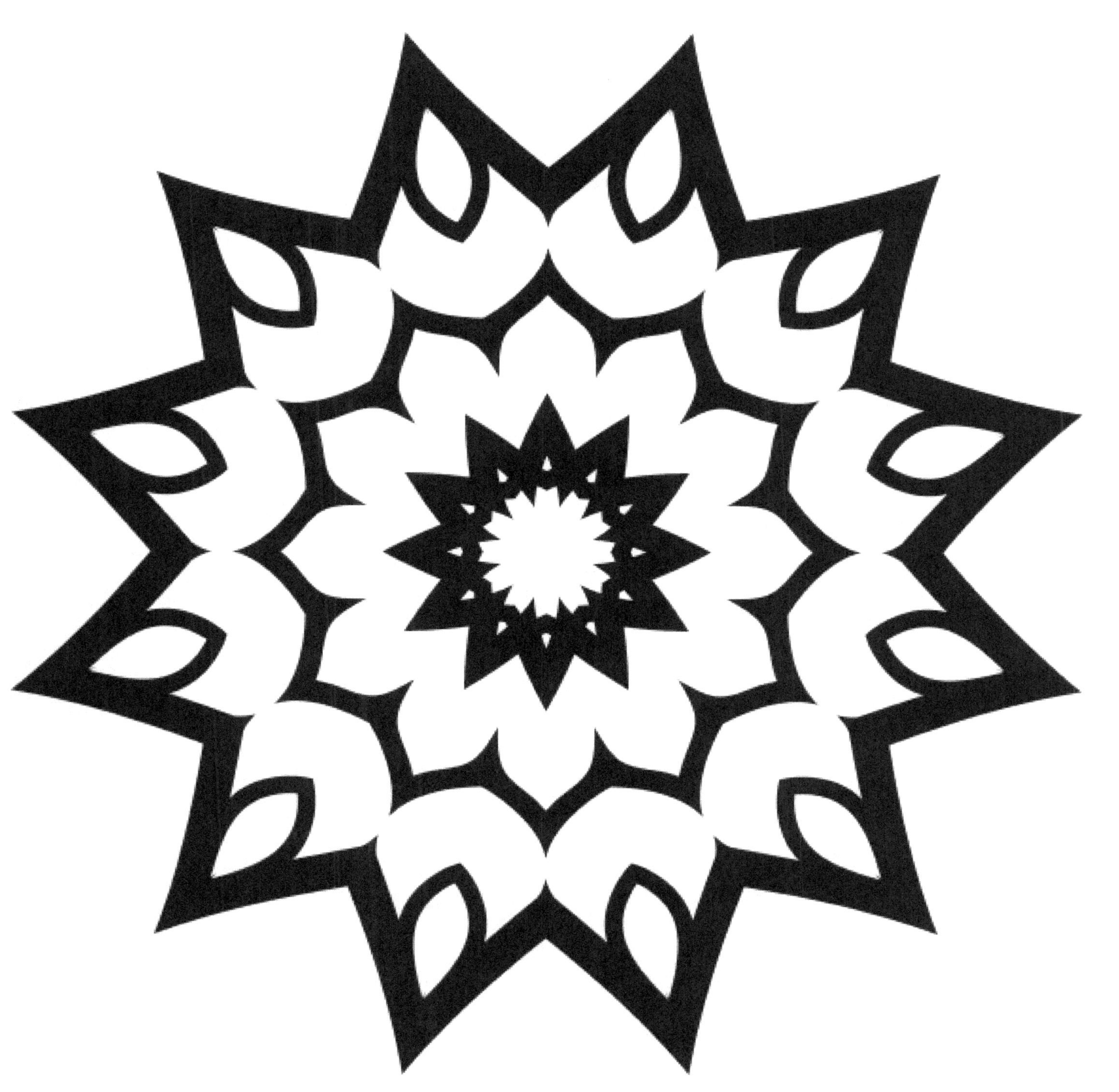

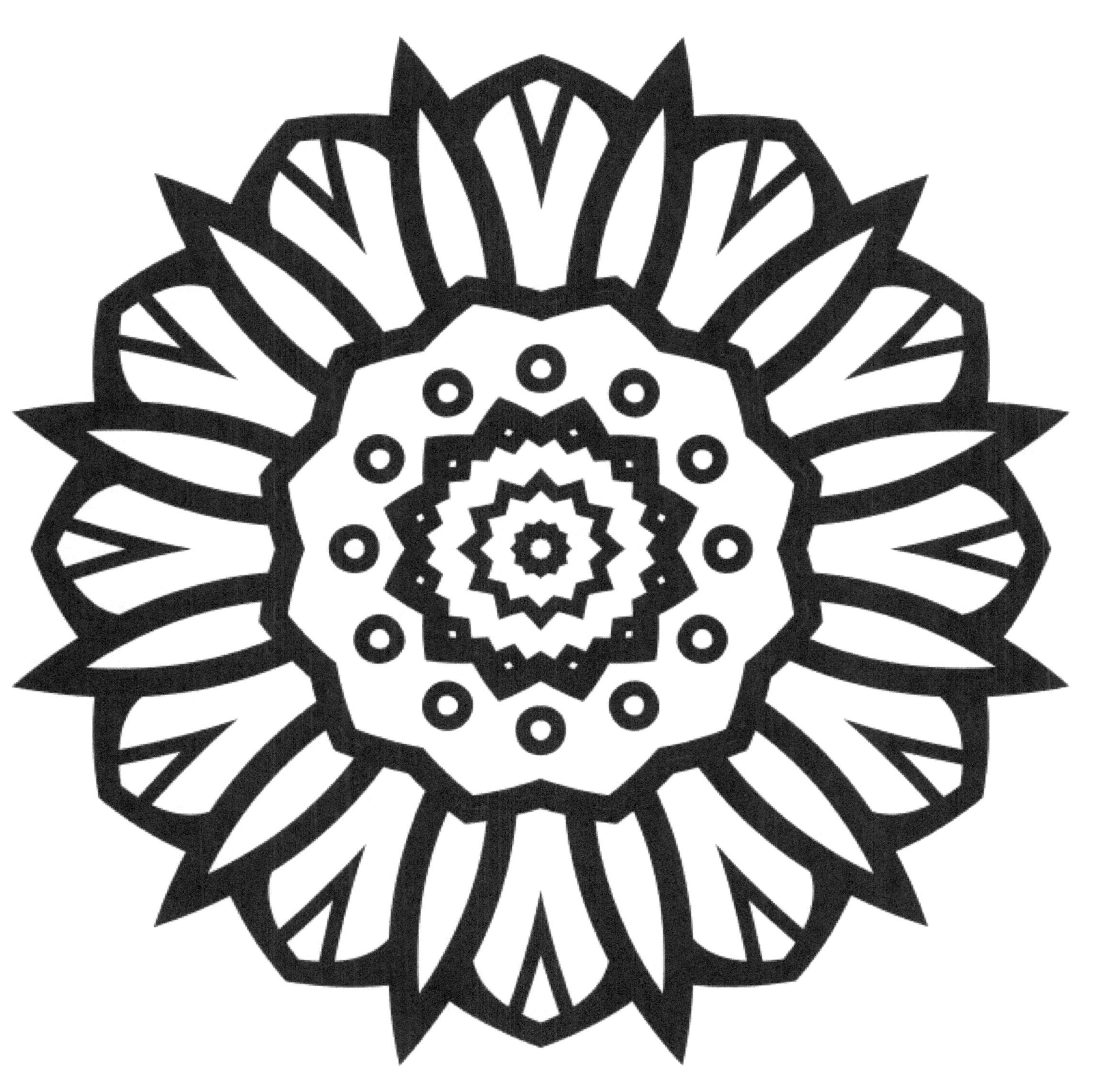

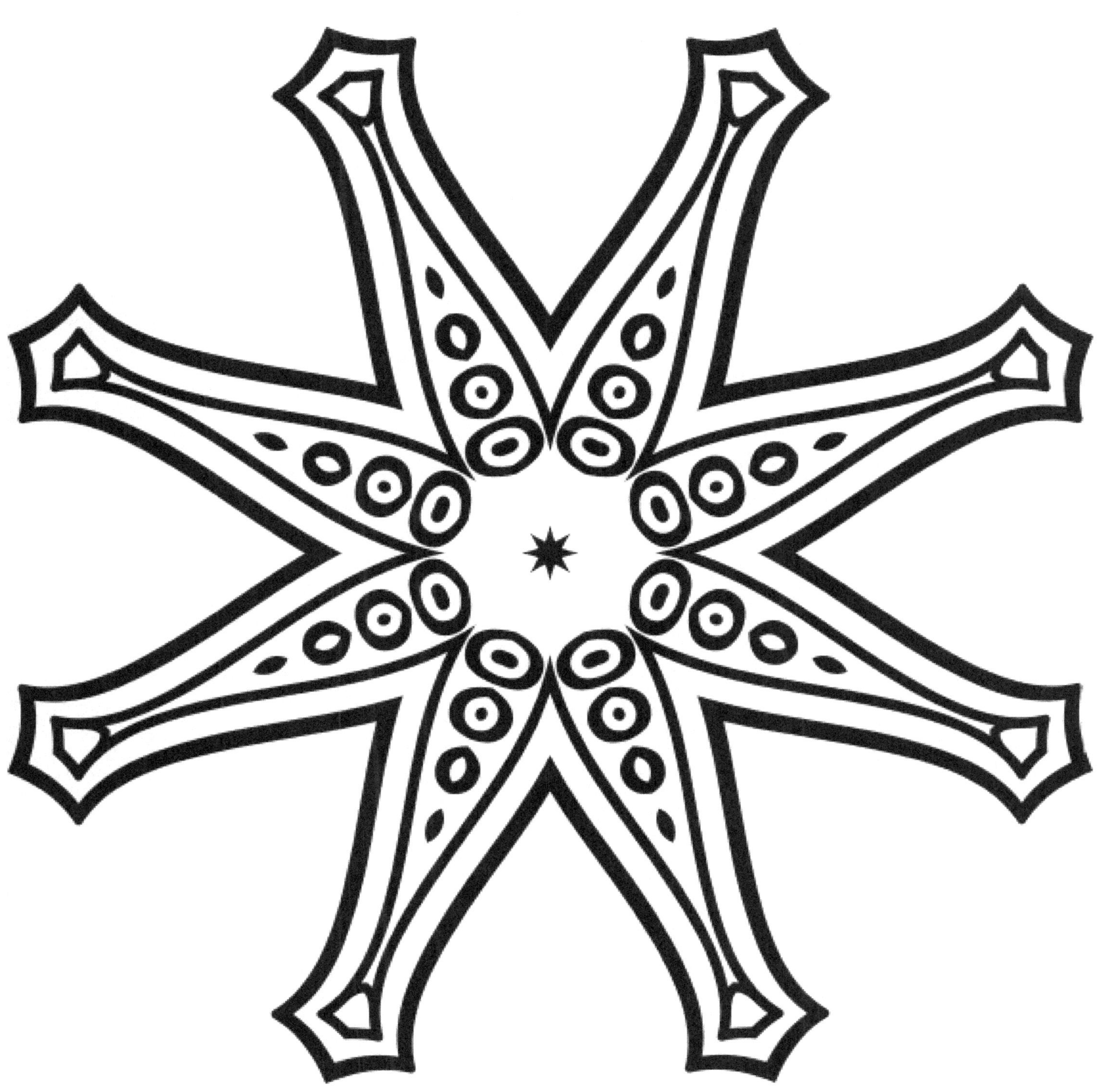